专家教你防

画说肝病

庄 辉 李德霖 主编

科学普及出版社
·北京·

图书在版编目（CIP）数据

画说肝病／庄辉，李德霖主编．—北京：科学普及出版社，2009.3

（专家教你防治疾病）

ISBN 978-7-110-07049-9

Ⅰ.画… Ⅱ.①庄…②李… Ⅲ.肝疾病－防治－普及读物 Ⅳ.R575-49

中国版本图书馆 CIP 数据核字（2009）第 015867 号

自 2006 年 4 月起，本社图书封面均贴有防伪标志，未贴防伪标志的为盗版图书。

科学普及出版社出版

北京市海淀区中关村南大街 16 号　　邮政编码：100081

电话：010-62173865　传真：010-62179148

http://www.kjpbooks.com.cn

科学普及出版社发行部发行

北京长宁印刷有限公司印刷

*

开本：889 毫米×1194 毫米　1/32　印张：5.125　字数：250 千字

2009 年 8 月第 1 版　2009 年 8 月第 1 次印刷

印数：1－5000 册　　定价：24.00 元

ISBN 978-7-110-07049-9／R·736

（凡购买本社的图书，如有缺页、倒页、
脱页者，本社发行部负责调换）

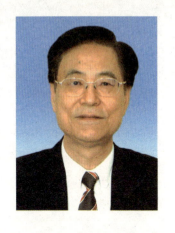

中国工程院院士
世界卫生组织西太区
消灭脊髓灰质炎证实委员会委员
世界卫生组织西太区
控制乙型肝炎专家委员会委员
世界肝炎联盟公共卫生学专家

　　庄　辉　病毒学家　男，汉族，1935年1月生于浙江省奉化市。1961年毕业于前苏联莫斯科第一医学院。现任北京大学医学部基础医学院病原生物学系教授、国家药典委员会委员、中华预防医学会副会长、中华医学会理事、中华医学会肝病学会名誉主任委员，以及《中华肝脏病杂志》等十余种期刊的顾问、名誉总编、总编、常务编委或编委。

　　主要从事病毒性肝炎研究。在国内外学术期刊上共发表论文500余篇，参加编写英文专著5册，中文专著29册；译著1册。先后获美国专利一项、国家科技进步二等奖二项、国家新药证书三项、卫生部科技进步一、二、三等奖、教育部科技进步二等奖（基础类）、中国人民解放军总后勤部科技进步二等奖、中华医学科技进步一等奖、浙江省科技进步一等奖、北京市科技进步一等奖等各一项，中华医学科技进步二等奖二项，北京市科技进步二等奖二项和三等奖四项。先后被评为北京市教育系统先进工作者、卫生部有突出贡献的中青年专家、北京市劳动模范，获国务院颁发的政府特殊津贴专家待遇，1994年获光华科技基金二等奖。

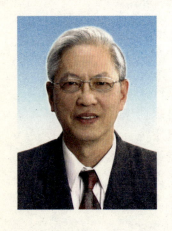

中华医学会编审
中华医学电子音像出版社原社长
中华医学继续教育视听杂志总编辑

李德霖 1941年出生，1963年毕业于南京医学院医疗系，同年到中华医学会总会期刊编辑出版部任编辑，1990年晋升编审。曾先后担任中华儿科杂志编辑室主任、编委，中华医学杂志编辑室副主任，中华医学会编辑出版部副主任（兼）。1985年创办中华医学音像出版社，历任总编辑兼副社长、社长，1986年创办中华医学信息导报。1987年起先后参与创办中国医学教育技术杂志（原名医学视听教育杂志），历任副主编（1987～2001）；中华医学继续教育音像杂志，任编委（1989～1992）；中华中医药继续教育视听杂志，任副主编（1992～1996）；中华医学继续教育视听杂志，任总编辑（2000年至今）。曾任卫生部编辑出版系列高级职称评审委员会委员（1992～2001），北京市音像制品和电子出版物审读员（2003年至今），多次担任国家音像、电子出版物奖评委。担任或参与策划、撰稿、编审、制片或监制的科技、教育类音像制品、电子出版物和附书共800多个编号，作品荣获国家"科蕾奖"二等奖2次，"科蕾奖"或全国优秀科技音像制品奖三等奖4次，并曾获世界卫生组织和世界针灸联合会、美国针灸学会联合颁发的金牌奖（大型系列视听教材《中国针灸学》，担任总制片）。1993年，荣获国务院颁发的政府特殊津贴证书。

主　　编 庄　　辉 中国工程院院士
执行主编 李 德 霖 中华医学会编审

编　　委（按姓氏笔画顺序）

肝脏的组织结构和功能

王泰龄 中日友好医院病理科主任　教授　博士生导师

王勤环 北京大学第一医院感染疾病科　教授　博士生导师

车念聪 首都医科大学中医药学院　教授　常务副院长

朱万孚 北京大学医学部基础医学院　教授　博士生导师

甲型肝炎和戊型肝炎

王　　玲 北京大学医学部基础医学院　副教授

孙　　颖 解放军第302医院传染病研究所病毒研究室

李保森 解放军第302医院感染内科主任　教授

张玲霞 解放军第302医院感染内科　教授　博士生导师

乙型肝炎、丁型肝炎和丙型肝炎

于岩岩 北京大学第一医院感染病科副主任　副教授　博士生副导师

王勤环 北京大学第一医院感染疾病科　教授　博士生导师

斯崇文 卫生部病毒性肝炎专家咨询委员会委员　教授　博士生导师

魏　　来 北京大学肝病研究所所长　教授　博士生导师

药物性肝损伤

陆伦根 上海市脂肪性肝病诊治研究中心　硕士生导师

酒精性肝病

陈成伟 南京军区上海临床肝病研究中心主任　教授

营养性肝病

范建高 上海市脂肪肝诊治研究中心副主任　硕士生导师

施军平 上海交通大学医学院临床医学博士后　硕士生导师

自身免疫性肝炎

贾继东 首都医科大学附属北京友谊医院肝病中心主任　教授　博士生导师

策　　划　　吕培俭
插图绘制　　孙乐利

责任编辑　　杨　艳
装帧设计　　北京华卫泽雯广告中心
责任校对　　林　华
责任印制　　安利平

前　言

　　肝病种类很多，主要可分为两大类，即病毒性肝病（如甲型、乙型、丙型、丁型和戊型肝炎及其相关肝病）和非病毒性肝病（如酒精性肝病、非酒精性肝病、药物性肝病、自家免疫性肝病等）。肝病是一个严重的公共卫生问题，仅以乙型肝炎为例，全球约20亿人曾感染过乙型肝炎病毒，其中3.5亿人为慢性乙型肝炎病毒感染者，每年约有100万人死于乙型肝炎病毒感染所致的肝衰竭、肝硬化和原发性肝细胞癌。我国慢性乙型肝炎病毒感染者约有9300万人，其中慢性乙型肝炎患者约3000万例。每年死于肝硬化和肝癌等乙型肝炎相关疾病的人数30余万。

　　近年来，随着人们生活水平的不断提高，生活方式也发生了很大变化（如大量饮酒、不合理膳食、不安全注射、体力活动减少、滥用保健药物等）。一些与生活方式密切相关的肝病，如酒精性肝病、营养性肝病、药物性肝病等明显上升。同时由于广大公众对肝病缺乏正确认识，加之虚假广告的误导，从而产生对肝病的恐惧和对肝病患者的歧视，影响共建和谐社会。因此，普及肝病的防治知识十分重要。出版本书的目的就是为了普及肝病的科学知识，提高公众对肝病的防治水平，为提高全民健康水平做出贡献。

本书由我国著名的肝病学专家编写，不仅对我国常见的病毒性肝病有深入浅出的论述，而且对一般临床上容易忽略的非传染性肝病也有较系统的介绍。各章主题突出，内容新颖，深入浅出，图文并茂，通俗易懂，文字流畅，可读性强。本书不仅对广大公众和肝病患者，而且对从事肝病防治工作的医务人员也有一定的参考价值。

　　感谢参与本书编写的各位专家，在百忙中为本书的撰写倾注了大量心血；感谢美术编辑为制作本书的精美插图所付出的不懈努力；感谢负责本书编辑出版的专家和工作人员，为本书如期出版所做的大量工作和辛勤劳动。期望本书的面世，将进一步提高肝病患者和广大公众对肝病的正确认识，科学面对肝病，并对我国的肝病防治工作有所帮助。

　　众志成城，共抗肝病！

庄辉

2009 年 3 月

目 录

肝脏的结构与功能

病毒性肝炎

肝脏的结构与功能

肝脏的结构

肝脏的造血和凝血功能

肝脏的纤维蛋白溶解功能

解毒中心

肝脏的代偿及再生功能

肝脏的代谢功能

肝脏的免疫功能

引起肝功能障碍的因素

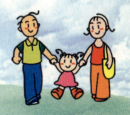

第1章　认识肝脏

第1节　肝脏的位置、重量和颜色

1. 肝脏的位置

肝脏的大部分都被肋骨覆盖，一般情况下，在右侧的肋缘下摸不到。在7岁前特别是幼儿期，肝脏的下界略低，露出到右肋下1厘米都属于正常。

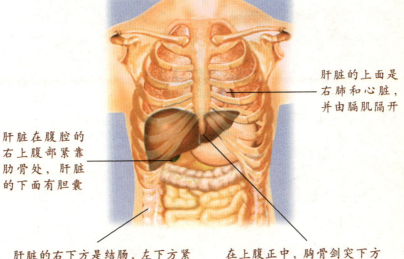

肝脏的上面是右肺和心脏，并由膈肌隔开

肝脏在腹腔的右上腹部紧靠肋骨处，肝脏的下面有胆囊

肝脏的右下方是结肠，左下方紧挨着胃、十二指肠和胰腺，右下后方则是右肾和右肾上腺

在上腹正中，胸骨剑突下方2～3厘米的地方是可以摸到肝脏的

随着人的呼吸和体位的改变，肝脏的位置也会稍有变化，通常平静呼吸时升降可达2～3厘米，吸气时稍下降，呼气时则略抬高。医生给病人触诊检查肝脏的时候，要求病人配合作腹式深呼吸，就是利用这种方法来了解肝脏是否肿大，质地如何。

2．肝脏的重量

人们常常把自己心爱的东西比喻为"心肝宝贝"，可见肝脏的地位是多么的重要。在人体的实质性器官中肝脏最重，是"老大"。

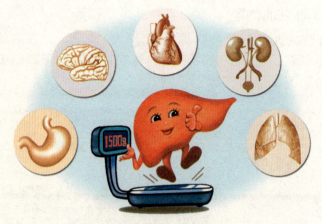

正常成人肝脏的重量大约为1.3～1.5公斤

（1公斤＝1000克）

3．肝脏的颜色

正常的肝脏是红褐色的，表面光滑，质软而脆，易受暴力作用而破裂。

人生病的时间长了，肝脏的质地就可能会变硬

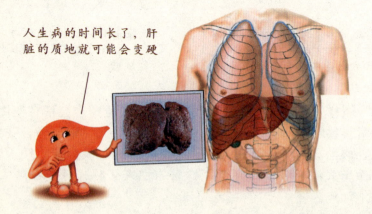

第2节 肝脏的结构

1. 肝脏的形状

用肉眼看，肝脏略呈三角形，可以划分为四叶：以右叶最大，左叶次之，下面还有方叶和尾状叶。

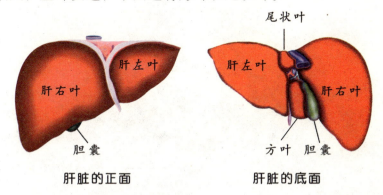

肝脏的正面　　　　　　　　肝脏的底面

2. 肝细胞及间质细胞

肝细胞（HC）很小，形状呈多角形。肝细胞的外面有一层细胞膜，其内为细胞质，胞质内有四种重要的间质细胞，人体的许多重要功能都是在这里完成的。

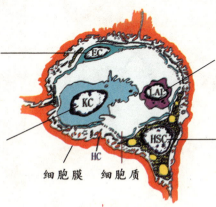

肝窦内皮细胞（EC）的功能是调节肝窦微循环和免疫反应

肝相关淋巴细胞（LAL）的作用是免疫应答、清除微生物和肿瘤细胞

库普弗细胞（KC）具有吞噬作用

肝星状细胞（HSC）可储存维生素A，有收缩功能，调节肝窦血流

细胞膜　细胞质

肝细胞及其间质细胞的功能

第 3 节   肝脏的血液供应和胆管系统

　　肝脏有三套重要的管道系统：一是动脉系统，二是门静脉系统，这是其他器官没有的；三就是胆管系统。

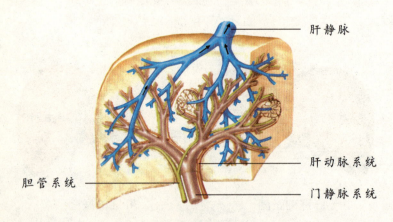

肝静脉

肝动脉系统

门静脉系统

胆管系统

肝脏的管道系统

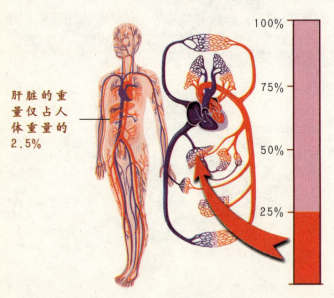

100%

75%

50%

25%

肝脏的重量仅占人体重量的2.5%

肝脏的血液供应占心脏搏出血液量的25%

肝脏的血液供应

-6-

1. 肝动脉系统和门静脉系统

　　肝脏有独特的双重血液供应系统，分别来自肝动脉和门静脉。从肝动脉流来的血约占 30%，含氧量高，门静脉里的血约占 70%，主要来自消化道的静脉系统，富含营养物质。

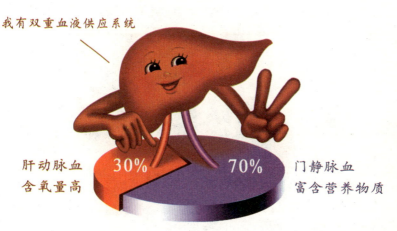

我有双重血液供应系统

肝动脉血
含氧量高　　30%　　70%　　门静脉血
富含营养物质

　　肝动脉和门静脉像树干和树枝一样，从肝门进入肝脏后，分支越来越细，并与胆管伴行。

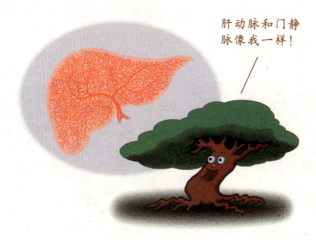

肝动脉和门静脉像我一样！

肝动脉和门静脉

2. 胆管系统

第三套管道系统就是胆管系统了。胆管系统包括胆囊和胆管两部分。胆管又由毛细胆管、Hering 管、细胆管、小胆管、肝管和胆总管组成。

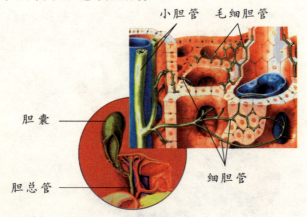

小胆管　毛细胆管

胆囊

胆总管

细胆管

胆管系统

在肝细胞内形成的胆汁，经过毛细胆管汇集流入到Hering 管、细胆管，进入小胆管，然后排入比较粗的左右肝管，再经肝管汇入胆总管进入胆囊，在胆囊内浓缩和储藏。

当进餐时，特别是进食含脂肪的食物后，胆囊收缩，胆汁通过胆总管排入十二指肠，参与脂肪类食物的消化。

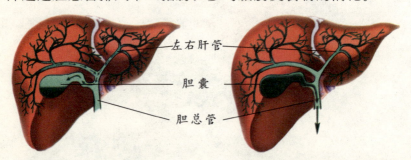

左右肝管

胆囊

胆总管

胆汁进入胆囊，在胆囊内浓缩和储藏

胆囊收缩，胆汁排入十二指肠参与脂类食物的消化

第2章　人体最大的"化工厂"、"仓库"

　　肝脏是人体内最大的、功能最齐全、最复杂因而也是最重要的代谢器官，是体内最大的"化工厂"、"仓库"。肝脏参与体内糖类、蛋白质、脂肪、激素、维生素和矿物质的代谢，参与营养素、凝血因子的合成和储存以及物质的转化、解毒、分泌和排泄等。所以，肝脏的功能真像是一个"集团公司"，名副其实的"能源中心"和"物质代谢中心"。

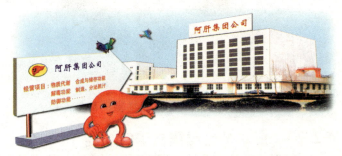

肝脏是人体的能源中心和物质代谢中心

第1节　肝脏的造血和凝血功能

　　人的骨髓是身体的主要造血工厂，而肝脏内含有大量的造血干细胞，增殖能力强，还存在多种造血物质。当人体急需大量血液时，肝脏也会根据需要参与造血。

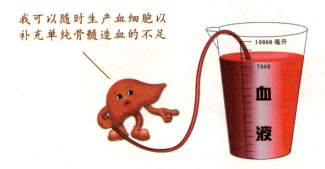

我可以随时生产血细胞以补充单纯骨髓造血的不足

大家知道，手指出血后可以在很短时间内止血，这是因为受伤的小血管立即收缩使伤口封闭，血流减慢，促进血小板黏附，聚集成团堵塞伤口止血，同时血浆中的纤维蛋白聚合体和血小板一起构成牢固的止血栓，有效地止住血。

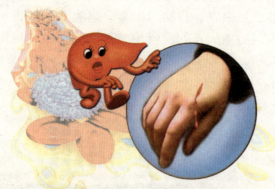

肝脏还有合成某些凝血物质的功能

第2节　肝脏的纤维蛋白溶解功能

血管内还有一些物质可使血中纤维蛋白再溶解，这些物质构成纤维蛋白溶解系统（简称纤溶系统）。凝血系统和纤溶系统之间保持着既有利于止血，又有利于血流畅通的平衡关系，维持正常的生理功能。

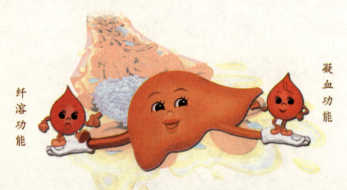

肝脏保持凝血与纤溶功能的平衡

第3节　解毒中心

　　我们吃进去的东西大多数对人体是有益的，但一不留神有意无意地也会摄入一些对人体不安全的或有害的东西，如酒精、药物、某些食品添加剂、农药，甚至细菌、病毒和毒素等；此外，人体在代谢过程中也会产生一些有毒物质。

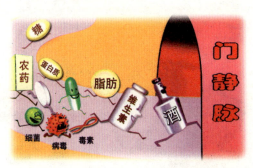

　　肝脏作为"解毒中心"，义不容辞地承担起分解毒素的任务，使这些有毒物质转化为无毒或低毒物质，供人体利用，或通过胆汁、粪便、尿、汗液排出体外，避免有害物质损害机体。可想而知，当肝脏有病时，由于解毒功能受损，机体的正常生理生化功能受到影响，时间久了后果会十分严重。

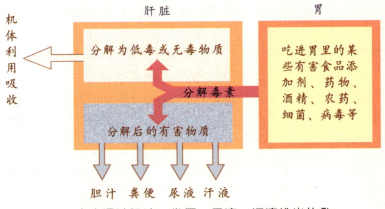

毒素通过胆汁、粪便、尿液、汗液排出体外

第4节　肝脏的代偿及再生功能

　　肝脏有极大的代偿及再生储备能力，只要有一部分肝细胞工作，即可维持身体的生理平衡。当肝脏因病被部分切除后，剩余的肝脏能很快地生长，逐渐恢复到原来的大小和重量，唯一不同的是形状已和原来不一样了。

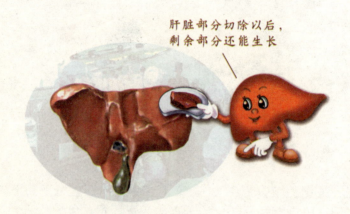

肝脏部分切除以后，
剩余部分还能生长

第5节　肝脏的代谢功能

1. 酶的调节作用

　　酶是能在体内体外起催化作用的一类特殊蛋白质。人体有无数个细胞，每个细胞都进行新陈代谢，而这种代谢的化学变化是在酶的催化作用下迅速进行的。可以说人类的一切活动一刻也离不开它，酶在肝脏含量最丰富。

　　酶可以催化一种物质变成另一种物质，它的催化效率远超过一般化学催化剂。当酶的结构遭到破坏时，酶的活性及其特异性也就丧失了。

　　存在于肝内外的的酶有转氨酶、碱性磷酸酶、胆碱酯酶、组氨酸酶、山梨醇脱氢酶、精氨酸酶等。诊断肝炎最常用的指标之一就是转氨酶。

　　按酶所催化的反应性质可分为氧化还原酶、转移酶、水解酶、裂合酶、异构酶和合成酶六类，而在肝脏的酶含量最多。

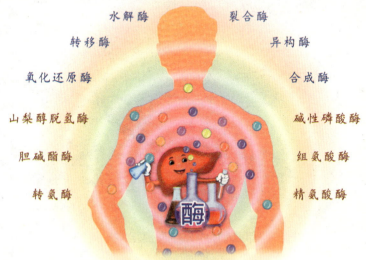

水解酶　　　　　裂合酶
转移酶　　　　　　异构酶
氧化还原酶　　　　　合成酶
山梨醇脱氢酶　　　　碱性磷酸酶
胆碱酯酶　　　　　组氨酸酶
转氨酶　　　　　精氨酸酶

酶在肝脏的含量最丰富

2. 蛋白质代谢

　　蛋白质是人体内构成细胞和细胞间质的基本材料，而肝脏是蛋白质代谢的主要参与者。大部分的血浆蛋白、凝血因子、C 反应蛋白、转铁蛋白、铜蓝蛋白等，都是由肝脏合成并储存的。

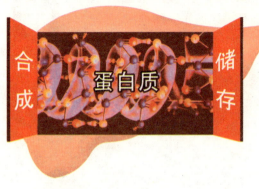

合成　蛋白质　储存

肝脏是合成和储存蛋白质的地方

　　只要代谢需要，肝脏随时可以将蛋白质分解为氨基酸，将氨基酸再转化为碳水化合物和脂肪，还可以将一种氨基酸转化为另一种氨基酸。

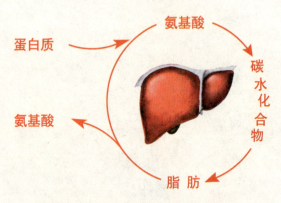

蛋白质　氨基酸　碳水化合物　脂肪　氨基酸

肝脏能保证人体内化学反应正常地进行

　　慢性肝炎尤其肝硬化时，病人因没有胃口、消化不良，导致碳水化合物和蛋白质摄入不足，肝脏能动员体内的蛋白质和脂肪以产生能量，慢慢地病人就会变得消瘦或发生水肿。

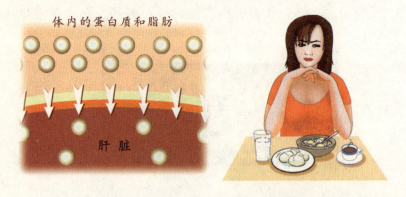

体内的蛋白质和脂肪

肝　脏

肝脏能动员体内的蛋白质和脂肪以产生能量

3. 胆红素代谢

胆红素是由被破坏的衰老的红细胞产生的。胆红素分为间接胆红素和直接胆红素两种。

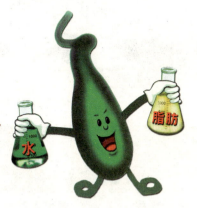

直接胆红素是由间接胆红素在肝细胞内经过一系列反应，转化为可溶于水的胆红素

间接胆红素是游离的胆红素，它不溶于水而溶于脂肪

间接胆红素和直接胆红素

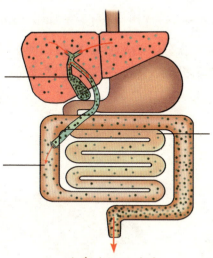

直接胆红素与肝脏产生的其他物质一起混合，形成胆汁

胆汁经胆管进入胆囊，再由胆总管排入十二指肠，参与食物消化

小部分胆汁在肠内重吸收，经门静脉进入肝脏与直接胆红素一起重复上述代谢过程，称为"肠肝循环"

大部分胆汁变成粪胆素排出体外

胆红素代谢示意图

　　一般情况下，血清总胆红素水平不通过化验是看不出来的。但当血清总胆红素显著增多时，它就将人的皮肤、黏膜、白眼珠（巩膜）和尿液染成黄色，病人就会出现肉眼可见的黄疸。

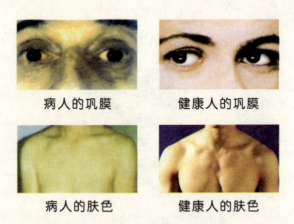

病人的巩膜　　　　　　健康人的巩膜

病人的肤色　　　　　　健康人的肤色

4. 胆汁酸代谢

　　胆汁是人体体液的一部分，每天大约产生 500～1200 毫升。胆汁的主要成分有结合胆汁酸、胆固醇、磷脂、结合胆红素、蛋白质及无机离子等，它对吃进的食物，尤其是脂肪的消化吸收具有重要的作用。

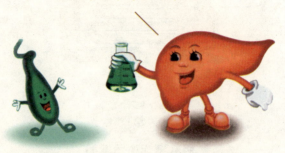

胆汁酸盐是胆汁的主要成分，对消化吸收脂肪及脂溶性维生素有重要作用

胆固醇是胆汁酸的主要来源。如果胆汁中胆汁酸盐缺乏，胆固醇就容易形成结石。胆汁酸还有抗菌作用，胆汁进入肠道后可以调节肠道内菌群。

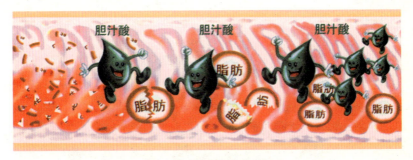

胆汁酸参与脂肪代谢

5．糖代谢

糖类，又称碳水化合物，是人体能量的主要来源。食物中的淀粉（碳水化合物）经过胃肠道消化，变成容易吸收的单糖（主要是葡萄糖），然后经门静脉送到肝脏里合成、储存、分解，或调配作为他用。

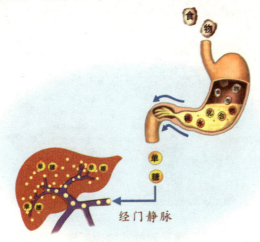

肝脏的糖代谢功能

进食后血糖浓度升高时，肝脏会迅速将多余的葡萄糖合成"肝糖原"储存起来，从而保持血糖浓度在正常水平。

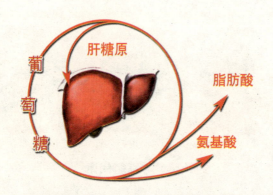

进餐后多余的葡萄糖合成肝糖原储存在肝内

如果进食碳水化合物太多，肝脏就会把多余的糖转化为脂肪在肝内和人体的其他部位储存起来，形成脂肪肝，并使人肥胖。吃糖多了容易发胖就是这个道理。

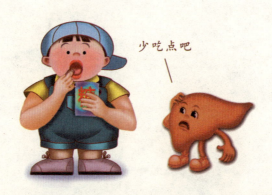

多余的糖以脂肪的形式储存起来，使人发胖

　　反之，当人饥饿或血糖浓度过低时，肝脏能很快地作出反应，迅速把储存在肝内的肝糖原分解成为葡萄糖，补充血糖。

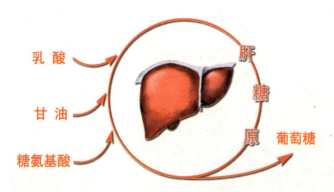

乳酸

甘油

糖氨基酸

肝糖原

葡萄糖

饥饿或血糖低时肝糖原分解成葡萄糖补充血糖

　　如果还不足以保持血糖浓度，肝脏还可以动员糖类的"好朋友"如乳酸、甘油和糖氨基酸等提供紧急援助，转化、合成肝糖原和葡萄糖，从而维持血糖浓度的相对稳定。

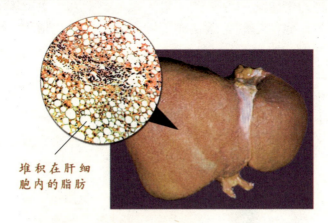

堆积在肝细胞内的脂肪

当碳水化合物转化成脂肪过多或肝脏处理能力
下降时，脂肪在肝细胞内堆积，就形成脂肪肝

6．脂肪代谢

脂肪也是人体能量的重要来源之一。它可以分为甘油三酯和类脂两类，类脂又包括磷脂和胆固醇两种，它们都是由肝脏合成的。肝脏在脂类的消化、吸收、分解、合成及运输等代谢过程中，都扮演了十分重要的角色。

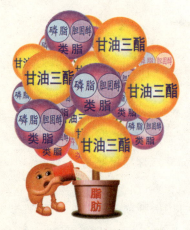

脂肪的分类

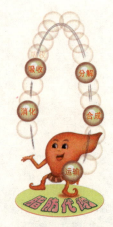

肝脏在脂类代谢中的作用

脂肪的代谢离不开胆汁。胆汁很苦，是人体中重要的一种消化液。胆汁中的胆酸盐能帮助消化进食中的脂肪，促进脂类在肠道内乳化、吸收。

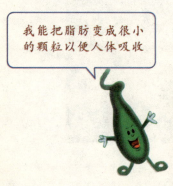

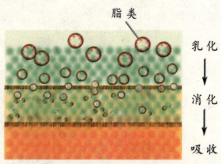

胆汁在脂肪代谢中的作用

　　脂类经过改造、"同化",一部分氧化成酮体,运送到全身进一步氧化供给能量,多余的部分则转运到皮下"脂库"储存起来。当人饥饿时,就会动用脂库内的脂肪,氧化、产能,以供机体的需要。

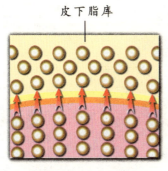 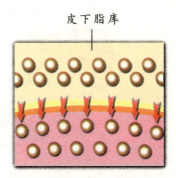

多余脂类存于脂库内　　　　　　饥饿时脂库内脂肪运出

　　当肝脏或胆管、胆囊疾病引起胆酸盐缺乏时,可出现脂类消化、吸收障碍。这时,粪便中的脂质就会明显增加,引起腹泻。所以,肝胆病患者往往大便溏泄,次数增多。

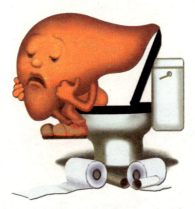

肝胆病患者往往大便溏泄,次数增多。

当脂肪吸收不好时，只溶于脂肪不溶于水的脂溶性维生素（如维生素A、维生素D、维生素E、维生素K等）也吸收不好，从而引起脂溶性维生素的缺乏。

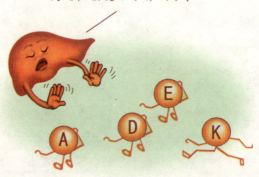

我现在接受不了你们啦!

脂肪吸收不好影响脂溶性维生素的吸收

7. 维生素代谢

肝脏还广泛地直接参与其他维生素的代谢，如将胡萝卜素转化为维生素A，把维生素B_1、维生素B_2、维生素A、维生素B_{12}等转化为物质代谢过程中不可缺少的重要因子辅酶等。

维生素A、维生素K、维生素D、维生素B_1、维生素B_2、维生素B_6、维生素B_{12}、尼克酸、泛酸、叶酸等，都以肝脏为主要储存场所，当身体需要时再运送到各组织细胞

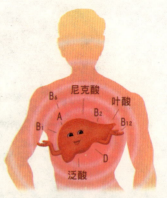

肝脏储存多种维生素

当患肝炎时，某些维生素的含量下降，病人就可能出现相应的维生素缺乏的症状。

维生素A 缺乏
皮肤干燥，易感冒，易患夜盲症等

维生素D 缺乏
骨质疏松，易发生病理性骨折

维生素B₁₂ 缺乏
食欲不振，精神不集中，记忆力下降

维生素E 缺乏
四肢无力，容易出汗，有早衰表现

维生素B₂ 缺乏
口角炎，舌炎，阴囊炎

维生素K 缺乏
合成凝血酶原和凝血因子障碍，轻微损伤即可出血

维生素B₁ 缺乏
对称性周围神经炎，水肿，心悸气促等

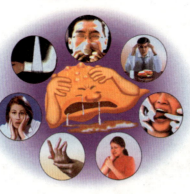

与肝脏有关的维生素缺乏症状

8. 激素代谢

激素是维持人体及其脏器生理生化功能的重要物质。人体内激素的种类很多，功能也很复杂。肝脏的任务就是将一些激素进行分解、转化、灭活，以维持这些激素在体内恒定在一定的水平。

经我处理的激素有雌激素、雄激素、肾上腺皮质激素等

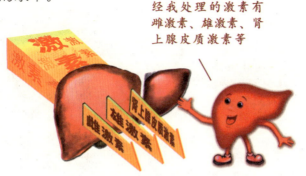

分解、转化、灭活某些激素也是肝脏的任务

　　肝脏病变严重时，尤其到肝硬化阶段，由于肝功能障碍，雌激素代谢的能力减弱，体内雌激素增多、蓄积，皮肤会出现两个特征性改变——"肝掌"和"蜘蛛痣"。

　　典型的"肝掌"是大鱼际和小鱼际皮肤发红，与手心处苍白的皮肤呈现明显的对比。

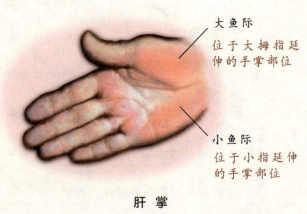

大鱼际
位于大拇指延伸的手掌部位

小鱼际
位于小指延伸的手掌部位

肝　掌

　　典型的"蜘蛛痣"，是在浅表皮肤下有一红色扩张的小动脉血管，在其周围像蜘蛛的腿一样放射排列着扩张血管的小分枝。

如果用一根小火柴棍压住中央小血管，周围蜘蛛腿样的血管小分枝随即退色不见，停止压迫则恢复充血变红

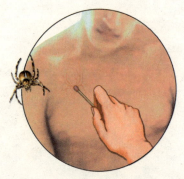

蜘蛛痣

　　男性病人常常还有乳房增大、乳晕加深、睾丸萎缩、性欲减退等表现。肾上腺皮质激素代谢障碍，可致体内水、钠潴留，出现水肿，甚至腹水。

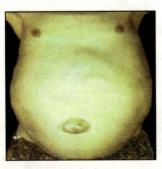

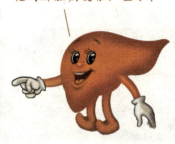

他的肝脏病变很严重啦!

肝腹水

9. 药物代谢

　　肝脏是人体内最大的代谢器官，其中药物代谢是重要的功能之一。我们平时服用的大多数药物都要通过肝脏代谢而发挥作用。药物在肝脏经生物转化后，通过胆汁和肾脏排出。

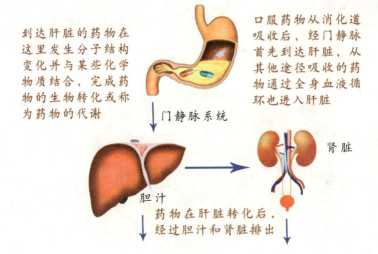

到达肝脏的药物在这里发生分子结构变化并与某些化学物质结合，完成药物的生物转化或称为药物的代谢

口服药物从消化道吸收后，经门静脉首先到达肝脏，从其他途径吸收的药物通过全身血液循环也进入肝脏

门静脉系统

肾脏

胆汁

药物在肝脏转化后，经过胆汁和肾脏排出

肝脏代谢药物的过程

10．胶原代谢

肝硬化是由肝纤维化逐渐发展而成，肝纤维化的形成与一种胶原物质密切相关。胶原蛋白的韧性大，结构紧密，对蛋白酶的分解作用有抵抗而不易被分解，肝纤维化的形成多半是由于胶原的合成增加而降解减少所导致的。

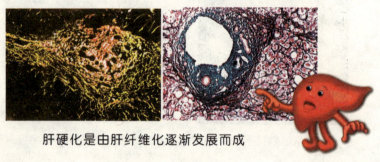

肝硬化是由肝纤维化逐渐发展而成

第6节　肝脏的免疫功能

健康成年人体内一般都有一系列复杂而精细的防御体系——免疫系统。一旦有病毒入侵，人体立即启动防御系统，迅速做出应激反应，在大多数情况下足以对付入侵的病毒。所以，健康成人并不容易受到感染，感染了也比较容易痊愈。

人体的防御体系大体可分成非特异性免疫系统和特异性免疫系统两类。

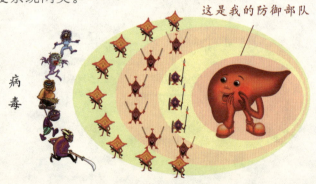

人体免疫系统

1．非特异性免疫系统

非特异性免疫系统包括皮肤、黏膜、胃酸、白细胞等。例如，皮肤、黏膜屏障可以阻挡细菌进入人体，胃酸可以杀死混在吃进去食物中的病菌，白细胞会吞噬进入血液中的细菌等。无论侵犯人体的是什么样的"敌人"，由非特异性免疫系统组成的一道道防线，都能起到一定的防御和保护作用。

不过，这些"常规部队"没有特殊的、针对性的杀伤力

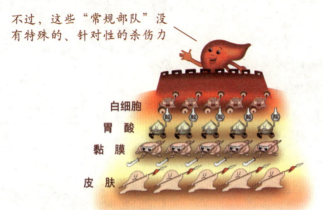

白细胞
胃酸
黏膜
皮肤

非特异性免疫系统是"常规部队"

2．特异性免疫系统

由白细胞中的 T 淋巴细胞、B 淋巴细胞等"免疫活性细胞"组成，是针对性很强、分工十分精细的"特种部队"。

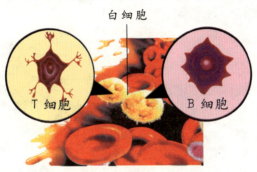

白细胞

T 细胞　　　　B 细胞

针对性强、分工精细的"特种部队"

　　人体特种防御部队是具有复杂、高效的应激反应体系。当病毒入侵人体后，免疫活性细胞立即做出反应，投入战斗，其过程大体可分为三个阶段。

◎感应阶段

　　——识别"敌人"

　　入侵人体的肝炎病毒通常被巨噬细胞、树突状细胞等抗原提呈细胞所识别和吞噬，然后将病毒抗原提交给 B 细胞和 T 细胞使之激活。

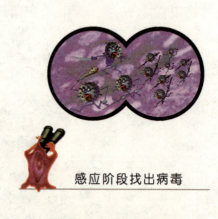

感应阶段找出病毒

◎反应阶段

　　——储备"武器"

　　B 细胞在辅助性 T 细胞的协助下，产生针对肝炎病毒的特异性抗体（体液免疫）；而 T 细胞可产生许多"细胞因子"（细胞免疫）。这种抗体和细胞因子是消灭病毒的有效武器。

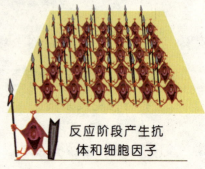

反应阶段产生抗体和细胞因子

◎效应阶段

　　——对敌作战

　　特异性抗体和细胞因子或能中和（瓦解）病毒，或可直接杀伤（消灭）病毒，或帮助其他的细胞发挥作用。

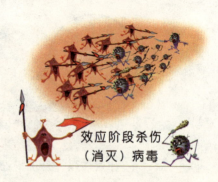

效应阶段杀伤（消灭）病毒

3．决定胜负的主要因素

人体的免疫状态是决定性的因素。乙肝病毒本身并不损害肝脏，它对肝细胞的损伤主要是由免疫反应引起的。

◎**免疫功能正常**　我强敌弱，一过性感染，病毒消除，疾病痊愈。

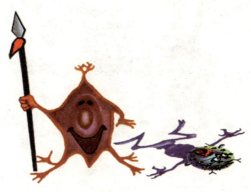

消灭"敌人"

◎**免疫应答过强**　防卫过度，在清除病毒的同时肝细胞也受到严重的损害，甚至同归于尽。

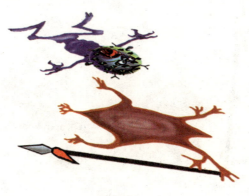

同归于尽

◎**免疫功能低下** 免疫功能尚未发育或功能低下时，不能识别病毒，形成与敌共处的带毒状态，为免疫耐受期；或清除不力，病情时好时坏，迁延不愈。

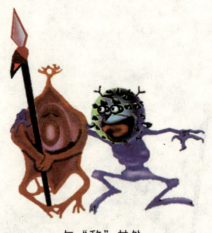

与"敌"共处

◎**自身免疫** 病毒虽未引起机体免疫反应，但可能改变了细胞的某些成分。此时，免疫系统误把这些变化了的细胞成分当做"敌人"加以攻击，引起机体器官的损伤。

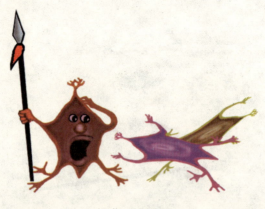

误伤"朋友"

第 7 节　　引起肝功能障碍的因素

1．药物性肝损伤

药物进入人体后经过肝、肾、胃、肠、肺及皮肤等进行生物转化，但最主要的是通过肝脏这个最大的"化工厂"，经过一系列氧化、还原、水解等过程，使药物毒性降低，但也有少数药物经过生物转化后具有了抗原性，从而引起过敏反应。

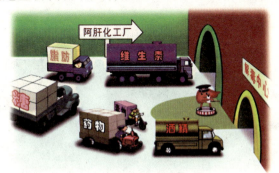

药物毒性可致肝脏损伤

2．酒精性肝损伤

酒精的代谢解毒过程主要在肝脏进行。酒的主要成分是酒精（乙醇），酒精可使肝内的脂肪堆积形成脂肪肝。如果继续大量饮酒就可能发生酒精性肝炎。

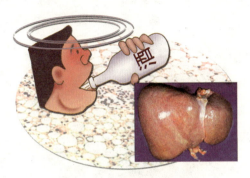

大量饮酒能导致脂肪肝

3．化学性肝损伤

化学物质可使肝脏中毒而损伤。按致毒作用强弱可分为：

剧毒类：磷、三硝基甲苯、二硝基氯苯、硝基苯、四氯化碳等。

高毒类：苯胺、苯肼、氯仿、砷、锑、汞、四氯乙烷等。

低毒类：苯、六六六、乙醚、有机磷、氯化物、铅、铬等。

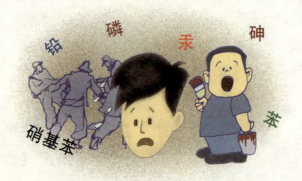

化学物质可使肝脏中毒而损伤

4．感染性损伤

除了肝炎病毒能引起各型肝炎外，其他如疱疹病毒、巨细胞病毒等也可使肝脏肿大、肝细胞坏死。另外，各种细菌感染也可以引起不同程度的肝脏非特异性炎症。

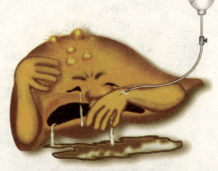

病毒和细菌等致病微生物感染都能引起肝损伤

病毒性肝炎

　　肝炎病毒具有传染性，主要在肝脏内复制，引起肝脏炎症坏死，损害肝脏。目前已确认的肝炎病毒有甲、乙、丙、丁、戊（A、B、C、D、E）五型。

　　根据传播途径，肝炎病毒可分为主要经消化道传播的甲肝和戊肝病毒和主要经血液、体液传播的乙肝、丁肝和丙肝病毒两大类。

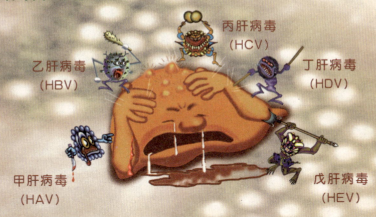

丙肝病毒
（HCV）

乙肝病毒
（HBV）

丁肝病毒
（HDV）

甲肝病毒
（HAV）

戊肝病毒
（HEV）

第3章 主要经消化道传播的甲肝和戊肝

第1节 病原揭秘

甲肝病毒（HAV）为球形颗粒，无包膜，呈20面体立体对称，病毒衣壳由60个复制的蛋白亚单位组成，甲肝病毒为正股单链RNA病毒。

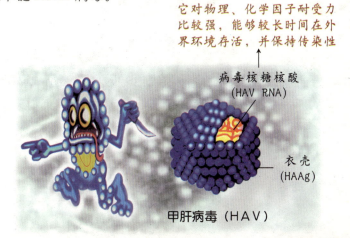

它对物理、化学因子耐受力比较强，能够较长时间在外界环境存活，并保持传染性

病毒核糖核酸（HAV RNA）

衣壳（HAAg）

甲肝病毒（HAV）

戊肝病毒（HEV）呈不规则球形颗粒，是无包膜的核糖核酸（RNA）病毒，表面粗糙，有刺突和缺刻。电子显微镜下可见到实心颗粒和空心颗粒两种形态。

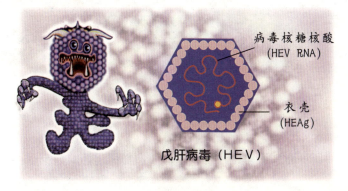

病毒核糖核酸（HEV RNA）

衣壳（HEAg）

戊肝病毒（HEV）

我国是病毒性肝炎的高发区，尤其以甲肝最高。据统计全国有9.7亿人感染甲肝病毒，其中城区居民感染率超过半数，农民感染率更高。

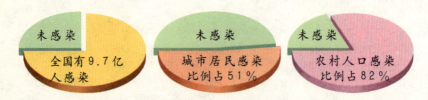

未感染 全国有9.7亿人感染

未感染 城市居民感染比例占51%

未感染 农村人口感染比例占82%

我国甲肝病毒感染人数和比例

戊肝主要流行在一些经济欠发达地区。我国是戊肝的高流行区之一。1986～1988年新疆南部地区曾发生世界上最大的一次戊肝流行。

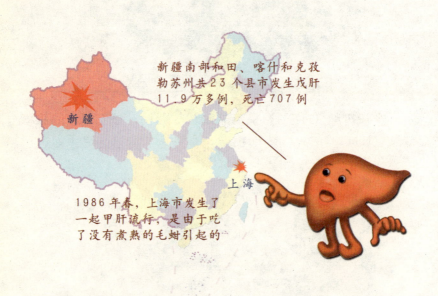

新疆

新疆南部和田、喀什和克孜勒苏州共23个县市发生戊肝11.9万多例，死亡707例

上海

1986年春，上海市发生了一起甲肝流行，是由于吃了没有煮熟的毛蚶引起的

甲肝和戊肝可通过污染水源和食物引起爆发或流行

第2节　流行特点和传播途径

1．流行特点

◎**周期性和季节性**　甲肝的发病每隔 5～10 年出现一次流行高峰。在北方地区，每年的秋冬季是甲肝和戊肝的高发季节，而在南方地区则季节性特点不明显。

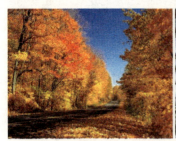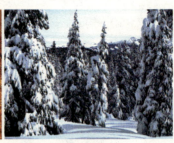

北方地区秋冬季是甲肝的高发季节

◎**年龄**　甲肝以学龄前儿童和青少年发病率最高。青少年免疫屏障低，成年后一旦接触传染源就有可能发病，甚至爆发流行，特别是在我国京、津、沪等大城市及江苏、浙江一带，30 岁以上的成人病例约占了 1/3。

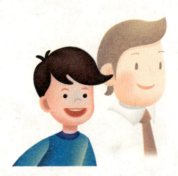

青少年免疫功能低，成年后接触传染源就可能发病

戊肝在青壮年中发病率较高。75% 以上的患者曾接触过病人，或者在外饮食和出游，或者曾喝过生水。

◎**其他**　据国外报道，男同性恋者中甲肝抗体阳性率明显高于正常人群，说明男同性恋者感染甲肝较正常人高。

男性戊肝患者高于女性，但女性的病死率高于男性，尤其是妊娠后期的孕妇，发病率和病死率均很高，可达20%左右。

戊肝病毒能否通过母亲传给胎儿尚无定论。但感染戊肝病毒的孕妇流产和宫内死胎的发生率很高，达12.4%。

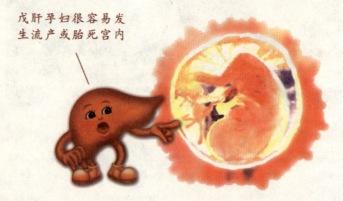

戊肝孕妇很容易发生流产或胎死宫内

虽然戊肝容易引起爆发或大规模流行，但总的来说，戊肝的传染性低于甲肝。

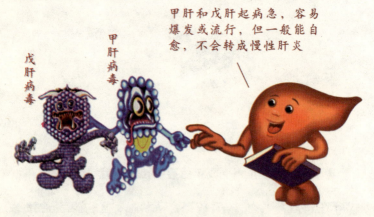

甲肝和戊肝起病急，容易爆发或流行，但一般能自愈，不会转成慢性肝炎

戊肝病毒

甲肝病毒

甲肝和戊肝的流行特点

2．传播途径

病毒经口侵入人体或动物后，经肠道感染肝细胞。病毒在肝脏中增殖复制，最后随粪便一起排出体外污染食物或水源。被污染的水源或食物就会再传播给其他人群，形成恶性循环。

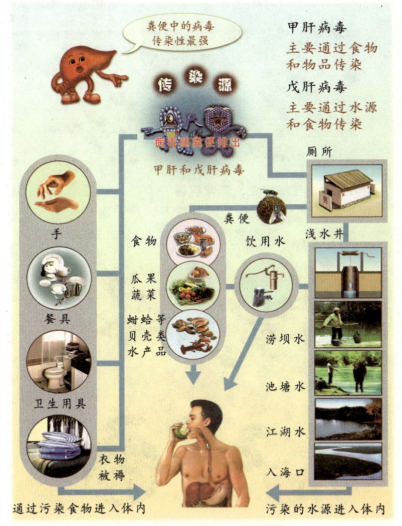

经消化道传染（粪-口传播途径）

◎**经水传播**（水型爆发或流行） 因暴雨或洪涝灾害，饮用的江河湖水及池塘水、浅井水或缺水地区的涝坝水及贮水池水源被粪便污染，引起爆发或大规模流行。我国南方地区戊肝的流行率高于北方。

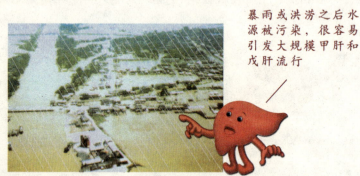

暴雨或洪涝之后水源被污染，很容易引发大规模甲肝和戊肝流行

◎**日常生活接触传播** 带有病毒的粪便，通过污染手、餐具、玩具、用具、卫生设施或苍蝇等，可以直接或间接经口腔传入消化道。尤其在家庭内很容易通过生活接触传播。

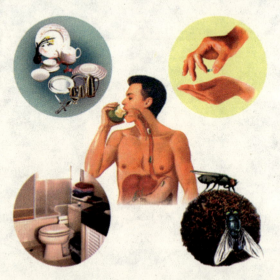

甲肝、戊肝病毒可以通过日常生活接触经消化道传播

◎**饮用涝坝水**　新疆维吾尔族农民普遍饮用涝坝水（塘水）。这些溶化的雪水在流经途中，不断地受到粪便及生活污物的污染。现场调查表明，涝坝水的细菌总数和大肠菌值均不符合饮水标准。

◎**食物型暴发**　食物型暴发一般发生在较小范围的人群，如一个工厂或一所学校聚餐之后。水产品(蛤、蚶、牡蛎、蟹等)在养殖、运输过程中都有可能被粪便污染；潜伏期带毒者或发病初期患者，在从事食物加工和销售过程中也有可能污染食物，尤其是制售直接入口的食品，都可能造成食物型爆发。

◎**跨种间感染**　食用生的或半熟的患有戊肝的病猪、病鹿肝脏或肉制品可引起人的感染，是戊肝病毒的重要传播因素。

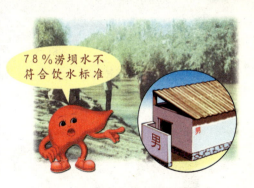

塘水容易受到粪便污染

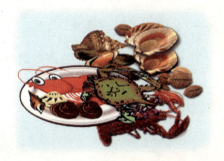

吃生的或半熟的水产品可引起人感染

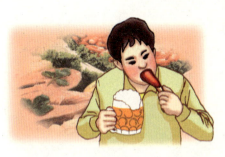

戊肝病毒可跨种间传播，食用病猪、病鹿等肉制品可引起人感染

第3节　临床表现

1．甲型肝炎

甲肝的潜伏期为15～50天不等。5岁以内幼儿有90%以上不出现明显症状，15岁左右的青少年中约有25%出现症状，成年人则90%以上出现明显的症状和体征。

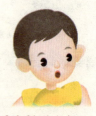 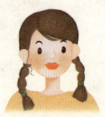 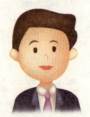

90%以上幼儿　　　青少年中约有　　　成年人90%以上有
没有明显症状　　　25%出现症状　　　明显的症状和体征

患者的临床表现与患病年龄有关

◎急性黄疸型肝炎　黄疸前期主要有以下症状：

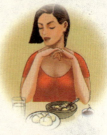 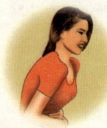

部分患者出现
皮疹，肝区压
痛及叩击痛

起病急，食欲
下降，厌油

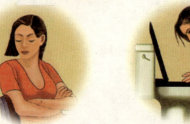 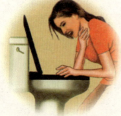

畏寒，发热，乏力　　　伴有恶心、呕吐

甲肝病毒所致急性黄疸型肝炎黄疸前期症状

发病后1周左右进入黄疸期。此时患者体温多恢复正常，尿黄，似浓茶，皮肤、巩膜发黄。肝脏增大，表面压痛，肝区叩击痛，部分患者可出现脾脏轻度肿大，化验丙氨酸氨基转移酶（ALT）升高，总胆红素升高，大于17.1μmol/L。恢复期时黄疸消退，症状消失，肝功能恢复正常。

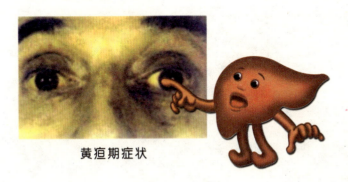

黄疸期症状

◎**急性无黄疸型肝炎**　症状轻，病程短，部分患者无临床症状，化验ALT升高，总胆红素小于17.1μmol/L，甲肝IgM抗体阳性。

◎**暴发型甲肝**　极少数患者可表现为重型肝炎。老年人或某些患病人群再感染甲肝病毒时容易发展为暴发型肝炎。

◎**重叠感染**　甲肝可与乙肝、丙肝或戊肝形成重叠感染，而无交叉免疫力，其中以甲肝、乙肝重叠感染最多，乙肝及丙肝患者感染甲肝病毒后症状加重。

2. 戊型肝炎

戊肝的病程一般为4～6周，发病1周内黄疸消退，4周内血清氨基转移酶恢复正常水平。潜伏期一般15～75天，平均为36天。水型流行或暴发型戊肝患者的潜伏期比食物型暴发者长。

感染戊肝后一般发病急，通常表现是发热、全身疲乏、食欲不振、恶心呕吐，尿液深黄如浓茶，眼睛和皮肤发黄，肝功能检查出现氨基转移酶迅速升高到几百甚至几千个单位，黄疸较常见，并可持续 1 周。

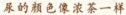

尿的颜色像浓茶一样

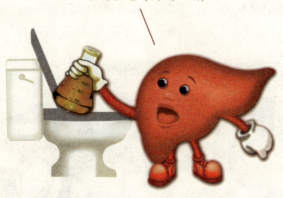

水型流行或暴发型戊肝患者比食物型暴发者病情相对较轻，无黄疸型比例较大，病死率相对较低。

孕妇尤其是妊娠晚期的孕妇病死率明显高于同龄非妊娠女性及男性。

近年来出现的另一个现象是，儿童如重叠感染甲肝病毒和戊肝病毒，一般病情较严重，可表现为急性肝功能衰竭。

第 4 节　诊断要点

如果在 1 个月内曾与甲肝或戊肝患者有密切接触，吃过半生不熟的海产贝类食物，即有被传染上甲肝或戊肝的可能。

近日来出现全身疲乏无力，厌食，恶心，呕吐，厌油腻，腹胀，肝区痛，腹泻，尿似浓茶等，且经休息仍不见好转，到医院检查，发现肝肿大，尤其是黄疸，就应当高度怀疑有患甲肝或戊肝的可能。

◎**肝功能检查**　除常用的血生化检查丙氨酸氨基转移酶（ALT）天门冬氨酸氨基转移酶（AST），以及B超检查可辅助诊断外，甲肝病毒抗体免疫球蛋白G阳性时可诊断为甲肝。

戊肝在感染后2～4周，血清中可检出戊肝特异性免疫球蛋白M和免疫球蛋白G。一般戊肝免疫球蛋白M可在急性期检出，尔后逐渐消退；戊肝免疫球蛋白G持续时间相对较长。

◎**影像学检查**　戊肝B超及其他影像学检查同甲肝。

◎**病理学检查**　戊肝肝脏病理学变化呈现急型肝炎表现。急性重型肝炎病人的肝组织学损伤较严重，主要表现为肝细胞气球样变，灶性及小片状坏死，枯否细胞增生吞噬脂褐素，重度的汇管区炎及汇管区周围炎。

第5节　治疗原则和预后

1．急性期的治疗原则

甲肝、戊肝急性期患者由于在家隔离相对困难，因此应住院隔离治疗。病情较重者必须住院治疗。

◎**积极休息**　急性甲肝和戊肝有自愈倾向，常在发病2～3个月内自然痊愈。症状明显者，尤其是黄疸病例应卧床休息，直至症状和黄疸明显消退。轻症和恢复期病人可以适当活动，以不感觉疲劳为度。

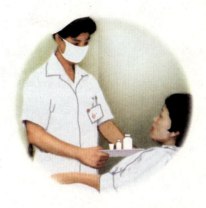

急性期患者卧床休息很重要

◎**护肝降酶，对症治疗** 目前尚无特别的治疗方法，辅助应用对症和保护肝功能的药物，补充 B 族维生素和维生素 C 有利于病情的好转，但要避免有损肝脏的药物。转氨酶、黄疸明显升高的患者可给予茵栀黄、还原型谷胱甘肽、甘利欣等。

病情较重者可采用中医辨证施治，包括服用清热利湿的中成药。

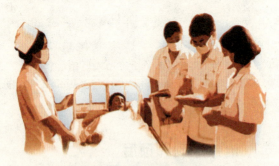

急性期患者应住院隔离治疗

不能进食的患者要给予足够的热量，补充各种电解质。对呕吐较重、进食很少的患者，可静脉输液和补充葡萄糖。

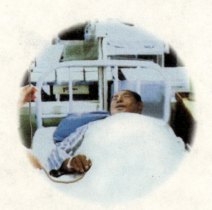

不能进食者静脉补充葡萄糖和液体

◎**合理营养**　适当补充多种维生素、高蛋白质食物，饮食要清淡、可口、低脂肪、易消化、有营养，避免一切损害肝脏的因素。

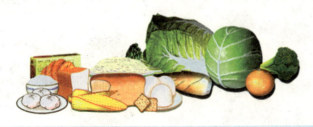

病人一般都会在一至几个月内顺利恢复。如患者出现极度乏力，恶心、呕吐等消化道症状持续加重，黄疸上升迅速，特别是出现意识不清等情况，往往是暴发性肝炎的表现，需迅速住院治疗。

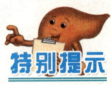

特别提示

2．预 后

在急性肝炎病例中，甲肝病死率最低，说明甲肝患者绝大多数恢复良好。少数戊肝病例尤其是孕妇患者容易恶化为急性重型肝炎，戊肝的病死率是甲肝的 10 倍。

甲肝、戊肝往往能自愈，不会转为慢性肝炎和慢性携带状态

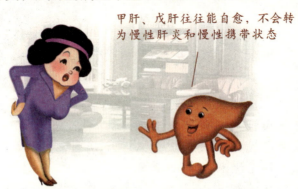

甲肝、戊肝如无重叠感染一般不发生并发症

第6节　预防措施

◎管好水源，管好粪便

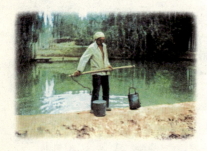

甲肝和戊肝是通过消化道传播的，减少水源及食源性传播是根本的防疫措施

◎加强饮食摊点的卫生

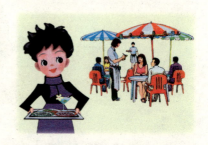

推行分餐制或公筷制。无论是在家或是外出就餐，特别是吃生食时，均应注意饮食卫生

◎隔离传染源

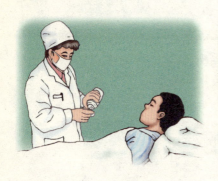

由于患者在症状出现前2周已有传染性，所以很难对所有传染源进行有效管理，只能对已知患者和特别的高危人员进行隔离

◎不喝生水，不吃生食

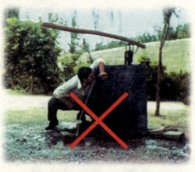

改变吃生食或半生食的习惯，不吃不熟的毛蚶等水产品，不喝生水及不洁饮水

◎勤洗手

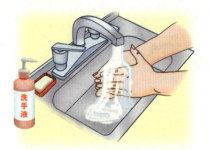

饭前、便后一定要用肥皂洗手，用流动水冲净

◎及时消毒

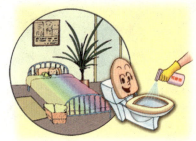

及时对病人的排泄物以及用过的物品消毒

◎疫苗接种及注射丙种免疫球蛋白

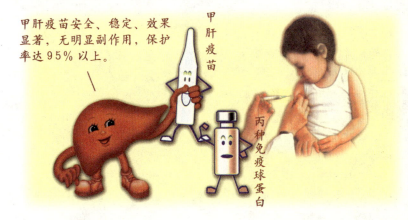

甲肝疫苗安全、稳定、效果显著，无明显副作用，保护率达95%以上。

甲肝疫苗

丙种免疫球蛋白

　　甲肝可通过疫苗进行预防。甲肝暴发疫情早期，尽快接种甲肝疫苗可有效控制疫情蔓延。目前甲肝灭活疫苗和减毒疫苗已在国内外广泛使用；戊肝疫苗处于临床试验阶段。

　　在甲肝暴发流行区，密切接触急性甲肝病人、又未接种过甲肝疫苗的人，应立即注射丙种免疫球蛋白，越早越好。据报道，对暴露（在疫区）2周以内的人群85%可得到保护；普通免疫球蛋白预防戊肝无效。

◎甲肝疫苗的接种对象

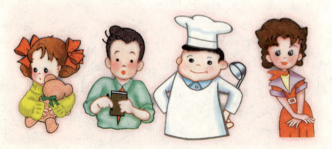

婴幼儿　　青少年　　饮食服务人员　　托幼工作者

第7节　环境和物品的消毒方法

甲肝病毒有较强的抵抗力，在自然环境中稳定。甲肝病毒污染的自来水、海水、生活废水、土壤、海洋沉淀物、毛蚶、牡蛎，甚至奶油饼干中，病毒可存活数天至数个月。

甲肝病毒耐酸，对热有很强的抵抗力，60℃、1小时对甲肝病毒没有影响，10～20小时只有部分失活；在98～100℃下数分钟才能灭活。低温对甲肝病毒无效。酒精对甲肝病毒的作用较弱。戊肝病毒稳定性较差，对高盐、氯仿、氯化铯敏感。4℃下保存易裂解，反复冻融易导致病毒活性下降。

◎高压蒸汽灭菌　　　　　　◎煮沸消毒

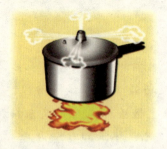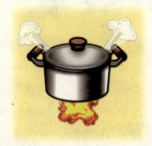

家用高压锅压阀冒气后20分　　锅蒸煮至100℃15～20分钟，
钟病毒可全部灭活　　　　　　可杀灭各型肝炎病毒

◎焚 烧

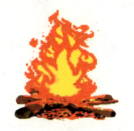

病人污染并丢弃的杂物、一次性医护用品、月经纸、手纸等均应焚烧

◎阳光曝晒

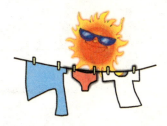

凡不能蒸煮的物品，可在阳光下曝晒 6 小时以上

◎手消毒

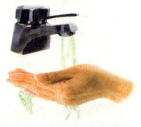

接触污染物的双手可用 0.2% 过氯乙酸浸泡 2 分钟，然后用洗手液、流水冲洗

◎药物消毒

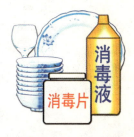

用含氯消毒液按说明书配液洗涤餐具、厨房用品、蔬菜、水果等；一些物品可用 1 : 4000 福尔马林浸泡 2 小时；物品表面、房间可用福尔马林消毒

◎其他　用 1.1 瓦紫外线灯距离 0.9 厘米，5 分钟；3% 甲醛，25℃，5 分钟；高锰酸钾 30 毫克／升，5 分钟；70% 乙醇，25℃，3 分钟时，甲肝病毒可部分灭活，感染力显著下降

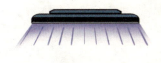

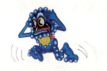

第8节　阿肝信箱

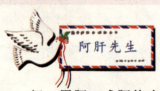

阿肝先生

问：甲肝、戊肝什么时候传染性最强？

答：甲肝感染者在潜伏期末与发病初期（发病后7~14天）在粪便中就可检出甲肝病毒颗粒，此时病毒复制活跃，粪便中病毒排出量最大，也就是这一阶段传染性是最强的。

戊肝发病前1周左右粪便中就可以检出戊肝病毒颗粒，而且能持续2周以上，最长可达50天。这一阶段传染性最强。所以，无论是甲肝还是戊肝，早期隔离尤为重要。

问：甲肝、戊肝患者一般需要隔离多长时间？

答：通常甲肝、戊肝患者按急性肠道传染病要求进行隔离，即自发病日起隔离3~4周。

问：急性黄疸型甲肝戊肝多长时间可以恢复？

答：急性黄疸型甲肝按临床过程分为潜伏期、前驱期、黄疸期和恢复期。在前驱期患者开始出现临床症状，通常持续3~7天；黄疸期持续2~6周；恢复期持续1~2月，通常在发病后6个月内均能临床治愈并恢复工作。

急性黄疸型戊肝通常在发病后6周开始好转至痊愈，不会发展成慢性肝炎。

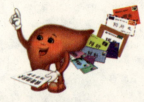

问：为什么治疗甲肝、戊肝要以卧床休息、合理营养为主，以药物治疗为辅？

答：因为卧床休息可以增加肝脏血流量，减轻肝脏的生理负担，有利于炎症的消失，缩短病程。当黄疸逐渐消退，症状减轻时，可在室内活动，以不疲劳为度。当症状消失、肝功正常出院后，仍需继续休息1～3个月。

肝炎病人常有食欲不振、厌油，肝功能异常直接影响营养代谢，因此病人应重视饮食及营养，原则上可给予易消化、高热量、高蛋白质、维生素以及适量的脂肪，每日应进食300～500克，对于消化道症状明显、进食不佳的病人，每日应至少输入100克葡萄糖。

甲肝和戊肝为"自限性疾病"，不需抗病毒治疗。因此，药物治疗主要以维生素类药及肝细胞保护剂为主。

问：得过甲肝或戊肝的人还能再次被甲肝或戊肝病毒感染吗？

答：人对甲肝病毒普遍易感，在感染甲肝病毒后产生比较稳固的免疫力，如果体内抗甲肝病毒免疫球蛋白G阳性，当再次感染时一般不发病。

人感染戊肝病毒后可产生保护性中和抗体，但免疫力持续时间较短，不能排除再次感染的可能。

第4章 主要经血液、体液传播的乙肝、丁肝和丙肝

第1节 病原揭秘

乙肝病毒（HBV）为球状颗粒，外部有包膜和衣壳，内部核心为病毒脱氧核糖核酸（HBV DNA）。

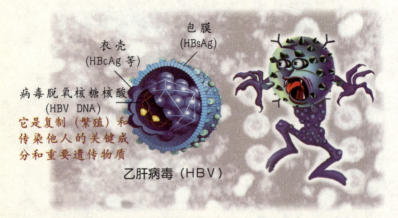

衣壳
(HBcAg 等)

包膜
(HBsAg)

病毒脱氧核糖核酸
(HBV DNA)
它是复制（繁殖）和传染他人的关键成分和重要遗传物质

乙肝病毒（HBV）

丁肝病毒（HDV）为球状颗粒，外部包膜为乙肝表面抗原（HBsAg），内部是病毒核糖核酸（HDV RNA）。

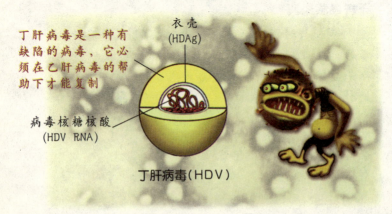

衣壳
(HDAg)

丁肝病毒是一种有缺陷的病毒，它必须在乙肝病毒的帮助下才能复制

病毒核糖核酸
(HDV RNA)

丁肝病毒（HDV）

丙肝病毒（HCV）为单股正链核糖核酸（HCV RNA）病毒，含脂类外膜。容易变异，目前病毒的结构还不是很清楚。

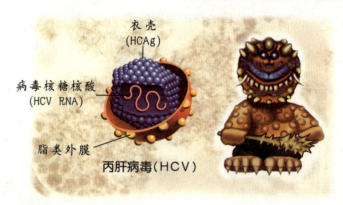

触目惊心的中国第一病

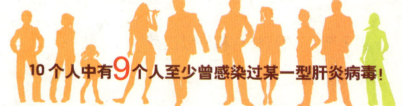

10 个人中有**9**个人至少曾感染过某一型肝炎病毒！

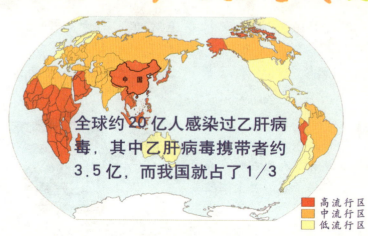

全球约 20 亿人感染过乙肝病毒，其中乙肝病毒携带者约3.5 亿，而我国就占了1/3

高流行区
中流行区
低流行区

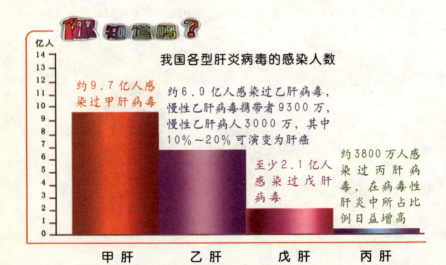

你知道吗？

亿人

我国各型肝炎病毒的感染人数

约9.7亿人感染过甲肝病毒

约6.0亿人感染过乙肝病毒，慢性乙肝病毒携带者9300万，慢性乙肝病人3000万，其中10%~20%可演变为肝癌

至少2.1亿人感染过戊肝病毒

约3800万人感染过丙肝病毒，在病毒性肝炎中所占比例日益增高

甲肝　乙肝　戊肝　丙肝

每年用于治疗慢性肝病的医疗费用高达 6800 亿元人民币

第2节　流行特点和传播途径

1．流行特点

◎地域分布

乙肝病毒感染率农村高于城市，南方高于北方
丁肝病毒在我国流行率较低
丙肝病毒感染率以长江为界，北方略高于南方

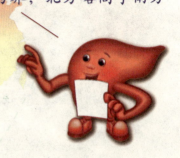

在广东省每6~7人中就有1人为乙肝病毒长期携带者，为全国之最

◎**性别和年龄**　乙肝病毒携带率随年龄上升，男性高于女性；丙肝病毒感染率随年龄增长而逐渐升高，男女间无明显差异。

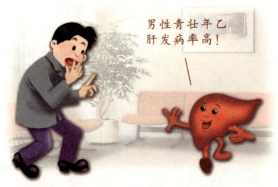

男性青壮年乙肝发病率高！

乙肝、丙肝流行的性别和年龄特点

◎**同时感染和重叠感染**　丁肝病毒和乙肝病毒同时感染，又称联合感染；另一种是在感染乙肝病毒的基础上再感染丁肝病毒，又称重叠感染，这种情况多发生在慢性感染者中。

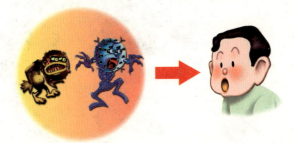

丁肝病毒和乙肝病毒可同时或重叠感染

◎**易感人群**　职业献血员尤其是职业献浆员，吸毒人群尤其是静脉注射毒品人群，血液透析、器官移植和多次受血或输入血制品、因手术需输入大量多人份血液的患者，血友病患者，接触患者血液的医护人员，男性同性恋者及有多个异性伴侣者，患者的配偶或性伴侣等，均为高危人群。

◎**注射器和医疗器具感染** 使用非一次性注射器和针头、未经严格消毒的牙科器械、内窥镜、侵袭性操作，均可导致病毒的传播。

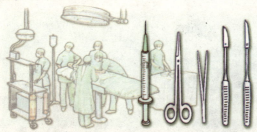

污染的注射器和医疗器具可传播病毒

2. 传播途径

经血液传染的有伤口、血液或血制品等，经体液传染的有月经血、阴道分泌物及精液等，另外还有母婴传播。

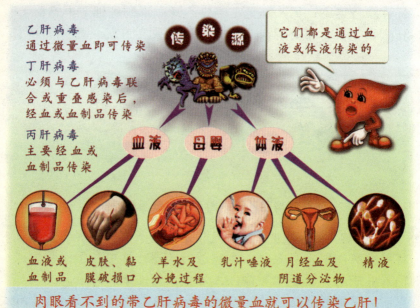

乙肝病毒通过微量血即可传染

丁肝病毒必须与乙肝病毒联合或重叠感染后，经血或血制品传染

丙肝病毒主要经血或血制品传染

它们都是通过血液或体液传染的

传染源

血液　母婴　体液

血液或血制品　皮肤、黏膜破损口　羊水及分娩过程　乳汁唾液　月经血及阴道分泌物　精液

肉眼看不到的带乙肝病毒的微量血就可以传染乙肝！

乙肝、丁肝和丙肝病毒经血液、体液传播

◎**血液和血制品感染**
除输血以外，输血浆、人血白蛋白、丙种球蛋白、胎盘血球蛋白、凝血因子以及红细胞、血小板等各种血制品，都可能因这些制品或注射器受到污染而引起乙肝病毒感染。

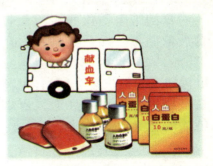

直接的血液和血制品感染

◎**职业献血（献浆）**　近年来发现，在我国血清乙肝表面抗原阳性的职业献浆员人群中，交叉感染可引起丁肝病毒重叠感染的流行。

在开展术前检验血源及器官供体的丙肝病毒之前，受者丙肝发病率及病毒感染率很高，自从对献血员筛查丙肝病毒抗体后，该传播途径得到了有效控制。

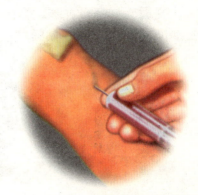

职业献血（献浆）员交叉感染

◎**母婴传播**　在所有乙肝病毒感染者中，大约有1/4是由于母婴传播引起。母婴传播发生在分娩过程中，如果宝宝在这一时期感染乙肝病毒，将来有可能成为慢性乙肝病毒的携带者。丁肝的母婴垂直传染率不像乙肝那样高。

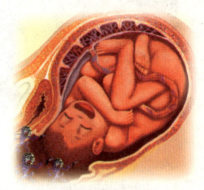

分娩过程中感染

◎**性传播** 乙肝、丁肝或丙肝病毒携带者不仅血液里面带有大量病毒，而且在精液、阴道分泌物中也存在，所以性接触传播（包括夫妻之间），尤其在多个性伴侣和同性恋人群中传播的机会大大增多。

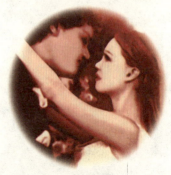

性传播

◎**密切接触传播** 在日常生活接触中，人们往往会忽视潜在的危险。例如共用牙刷、指甲钳、剃须刀，理发、刮脸、文身、文眉、打耳环孔等，当肉眼看不到的含有乙肝病毒的微量血液接触到皮肤或黏膜的破口，就可引起感染。

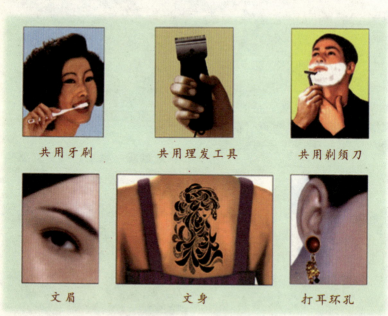

共用牙刷　　　　共用理发工具　　　　共用剃须刀

文眉　　　　　　文身　　　　　　打耳环孔

日常生活密切接触传播

乙肝、丁肝和丙肝起病隐匿，症状不明显，但容易转为慢性肝炎

第3节　临床分期和特点

1．乙型肝炎

◎**急性期**　早期乙肝病毒表面抗原（HBsAg）、病毒脱氧核糖核酸(HBV DNA)水平很高，病程中 HBV DNA 复制持续高水平的患者，转为慢性的可能性大。

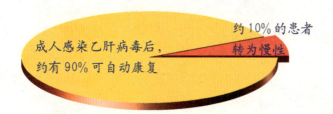

成人感染乙肝病毒后，约有90%可自动康复

约10%的患者转为慢性

◎**慢性期**　慢性乙肝病人绝大多数由慢性无症状乙肝病毒携带者发展而来。慢性乙肝可分为 e 抗原阳性和 e 抗原阴性两种。

e 抗原阳性慢性乙肝的特点是：乙肝病毒表面抗原（HBsAg）、病毒脱氧核糖核酸(HBV DNA)和 e 抗原阳性，e 抗体阴性，血清转氨酶持续或反复升高或肝组织学检查有肝炎病变。

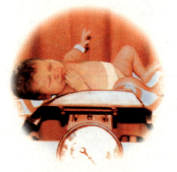

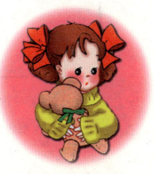

新生儿时期感染约90%转为慢性

6 岁以前感染约30% 发展为慢性

不同时期小儿感染乙肝病毒转为慢性的可能性

e **抗原阴性慢性乙肝**的特点是：乙肝病毒表面抗原（HBsAg）和病毒脱氧核糖核酸（HBV DNA）阳性，e抗原持续阴性，e抗体阳性或阴性，血清转氨酶持续或反复异常，或肝组织学检查有肝炎病变。

2. 丁型肝炎

◎**同时感染**　乙肝病毒和丁肝病毒同时感染很像是单纯的乙肝急性肝炎。其最大的特点是转氨酶常有两次升高，两次氨基转移酶高峰间隔时间最长不超过6周。当第一个高峰尚未完全降到正常，就开始第二个高峰。这两次氨基转移酶高峰分别代表乙肝病毒和丁肝病毒感染。少数同时感染者可发生暴发型肝炎或发展为慢性肝炎。

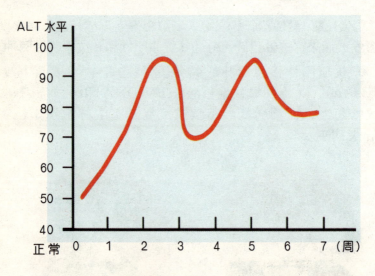

乙肝病毒和丁肝病毒同时感染，氨基转移酶有两次升高

◎**重叠感染**　感染丁肝病毒后常表现为慢性乙肝感染者的病情突然恶化。重叠感染中少数病人也可以发生暴发型肝

炎。极少数丁肝病毒感染者病情较轻，也可发展为慢性乙肝的急性发作或一过性恶化，但病程较短。

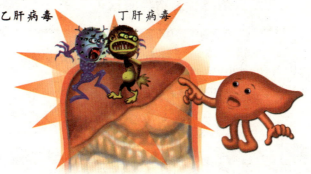

乙肝病毒和丁肝病毒重叠感染

3．丙型肝炎

◎**急性期**　人感染丙肝病毒后，经 5～12 周的潜伏期可出现急性症状，部分表现为乏力、食欲差、恶心和右季肋部疼痛等；少数伴低热、黄疸、轻度肝肿大或脾肿大。大部分患者为隐匿性感染，无明显症状，或仅有乏力误认为是压力大、工作忙而耽误诊断治疗。

◎**慢性期**　急性感染后有 50%～80% 发展为慢性丙肝。主要表现为乏力、腹胀，还可有右上腹痛、腹泻或关节痛。很多患者症状不典型，仅仅在体格检查时发现氨基转移酶增高。

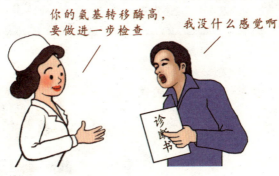

慢性丙肝症状常不典型

第4节　诊断和鉴别

1. 常见乙肝病毒标志物检测意义

表面抗原 (HBsAg)	表面抗体 (抗-HBs)	e抗原 (HBeAg)	e抗体 (抗-HBe)	核心抗体 (抗-HBc)	病毒核酸 (HBV DNA)	传染性	临床参考意义解释
＋	－	＋	－	＋	＋	有	乙肝或乙肝病毒携带者
＋	－	－	＋	＋	－	小	乙肝或乙肝表面抗原携带者
＋	－	－	＋	＋	＋	有	乙肝或乙肝病毒携带者
－	＋	－	－	－	－	无	乙肝疫苗接种后，已获得保护性免疫
－	＋	－	－	＋	－	无	乙肝疫苗接种后※，已获得保护性免疫
－	－	－	－	＋	－	无	既往感染过乙肝病毒

※包括急性乙肝恢复期

各项化验只反映肝脏某一方面的情况，医生将根据患者病史、临床表现及各项化验指标综合分析作出判断。

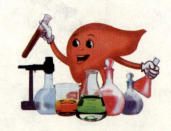

2．乙肝、丁肝、丙肝的诊断鉴别

◎乙型肝炎　急性期早期乙肝病毒表面抗原（HBsAg）、病毒核酸（HBV DNA）水平很高。

慢性期 e 抗原阳性患者表面抗原（HBsAg）、病毒核酸（HBV DNA）和 e 抗原（HBeAg）阳性，e 抗体（抗-HBe）阴性，转氨酶持续或反复升高，或肝组织学检查有肝炎病变。e 抗原阴性患者表面抗原（HBsAg）和病毒核酸（HBV DNA）阳性，e 抗原（HBeAg）持续阴性，e 抗体（抗-HBe）阳性或阴性，转氨酶持续或反复异常，或肝组织学检查有肝炎病变。

◎丁型肝炎　丁肝病毒（HDV）多在乙肝病毒（HBV）感染的基础上合并感染，并且仅见于乙肝表面抗原（HBsAg）阳性病人的肝细胞和血清中。感染丁肝病毒 2 周后即可检出丁肝抗体，抗-HDV IgM 阳性为近期感染了丁肝病毒或已感染了急性肝炎。抗-HDV IgM 持续阳性预示急性丁肝病毒感染后向慢性发展，是慢性丁肝血清特异检测的重要特征。丁肝另一个抗体，抗-HDV IgG 在感染丁肝病毒后 3～8 周可以检测出，此时抗-HDV IgM 可随着病情的恢复而迅速下降或转阴，但抗-HDV IgG 则可持续存在数年。

丁肝抗体不是保护性抗体，它的存在并不意味着身体对丁肝病毒已具备了抵抗力，也不表明丁肝已经好转或者恢复。

◎**丙型肝炎** 血生化学检查是发现丙肝最初步的方法，大多数患者可能无症状，仅在体格检查时发现血生化异常而发现丙肝。主要表现为转氨酶的增高，包括丙氨酸氨基转移酶（ALT）和天门冬氨酸氨基转移酶（AST）。

但转氨酶水平与丙肝病毒（HCV）感染引起的肝组织炎症分度和病情的严重程度不平行。其他的血生化异常包括血清白蛋白、凝血酶原活动度、胆碱酯酶活性降低，但多发生在疾病的后期。

B 超检查可以帮助发现肝硬化以及肝癌。有些丙肝患者合并有脂肪肝。CT 检查也可帮助肝硬化、肝癌的诊断。

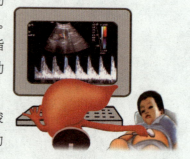

丙肝病毒核糖核酸（HCV RNA）检测有助于确诊。检查包括定性检测和定量检测。只要有一次病毒定性检测为阳性即可确诊为丙肝病毒（HCV）感染，但一次检测阴性并不能完全排除丙肝病毒感染，应重复检查。

丙肝病毒数量的多少与疾病的严重程度和疾病的进展并不完全吻合，但可作为抗病毒治疗疗效评估的观察指标。此外，丙肝病毒基因分型的检查可以帮助判定治疗的难易程度及制订抗病毒治疗的个体化方案。

第5节　肝炎攻略

乙肝、丁肝和丙肝急性期患者的治疗原则与甲肝、戊肝一样，即卧床休息、护肝降酶、对症治疗和合理饮食，病情较重者可采用中医辨证施治；慢性期病人由于免疫功能紊乱、病毒持久存在并复制，病程迁延，时好时坏，久之出现肝纤维组织增生、硬变。现以慢性乙肝为例说明。

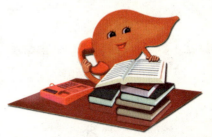

慢性乙肝治疗的总体目标是：最大限度地长期抑制或消除乙肝病毒，减轻肝细胞炎症坏死及肝纤维化，延缓和阻止疾病进展，减少和防止肝脏丧失代偿功能以及肝硬化、肝癌及其并发症的发生，从而改善生活质量和延长存活时间。

乙肝的治疗主要包括抗病毒、免疫调节、抗炎保肝、抗纤维化和对症治疗，其中抗病毒治疗是关键。

1. 抗病毒治疗

只要有适应证，且条件允许，就应进行规范的抗病毒治疗。但应注意排除由药物、酒精和其他因素所致的丙氨酸氨基转移酶（ALT）升高以及应用降酶药物后 ALT 暂时性正常。

2. 干扰素治疗

◎**适应证**　（有下列因素者常可取得较好的疗效）

(1)治疗前高 ALT 水平；

(2)病毒复制低；

(3)女性；

(4)病程短；

(5)非母婴传播；

(6)肝脏纤维化程度轻；

(7)对治疗的依从性好；

(8)无丙肝、丁肝或艾滋病毒合并感染者。

◎禁忌证

(1)绝对禁忌证：妊娠，精神病史（如严重抑郁症），未能控制的癫痫，未戒断的酗酒／吸毒者，未经控制的自身免疫性疾病，失代偿期肝硬化，有症状的心脏病，治疗前中性粒细胞计数<1.0×10^9/L和治疗前血小板计数<50×10^9/L。

(2)相对禁忌证包括：甲状腺疾病，视网膜病，银屑病，既往抑郁症史，未控制的糖尿病，未控制的高血压，总胆红素>51mmol/L特别是以间接胆红素为主者。

3．核苷（酸）类似物治疗

◎拉米夫定　长期治疗可以减轻炎症，降低肝纤维化和肝硬化，以及肝癌的发生率，对肝功能极差的肝硬化患者也能延长生存期，还可用于需要肝移植的乙肝病人。随用药时间的延长，患者发生病毒耐药变异的比例增高，从而限制其长期应用。部分病例在发生病毒耐药变异后会出现病情加重，少数甚至发生肝脏失去代偿功能。

　　◎阿德福韦酯　本药适应证为肝功能代偿的成年慢性乙肝病人，尤其适合于需长期用药或已发生拉米夫定耐药者。e抗原（HBeAg）阳性的慢性乙肝病人口服阿德福韦酯，可明显抑制乙肝病毒复制。本药用较大剂量时有一定肾毒性，故应定期监测血清肌酐和血磷。

　　◎恩替卡韦　能有效抑制乙肝病毒复制，疗效优于拉米夫定，尤其对初治病人，治疗 1 年时的耐药发生率几乎为零。

4．免疫调节治疗

　　免疫调节治疗是慢性乙型肝炎治疗的重要手段之一，但目前尚缺乏乙型肝炎特异性免疫治疗方法。胸腺肽 α_1 可增强非特异性免疫功能，不良反应小，使用安全，对于有抗病毒适应证、但不能耐受或不愿接受干扰素和核苷（酸）类似物治疗的患者，有条件可用胸腺肽 α_1 1.6mg，每周 2 次，皮下注射，疗程 6 个月。

5．其他抗病毒药物及中药治疗

　　苦参素具有改善肝脏生化指标及一定的抗乙肝病毒作用。

　　中医中药治疗慢性乙肝在我国应用广泛，但多数药物缺乏严格随机对照研究，其抗病毒疗效尚需进一步验证。

6．抗炎保肝治疗

　　肝脏炎症坏死所致的肝纤维化是疾病进展的主要病理学基础，有效抑制肝组织炎症，有可能减少肝细胞破坏和延缓肝纤维化的发展。甘草酸制剂、水飞蓟素类等制剂有不同程度的抗炎、抗氧化、保护肝细胞膜及细胞器等作用。

　　抗炎保肝只是综合治疗的一部分，并不能取代抗病毒治疗。对于血清丙氨酸氨基转移酶（ALT）明显升高或肝组织学检查有明显炎症坏死者，在抗病毒治疗基础上可适当选用抗炎保肝药物。但不宜同时应用多种抗炎保肝药物，以免加重肝脏负担及因药物间相互作用而引起不良反应。

7．抗纤维化治疗

　　根据中医学理论和临床经验，肝纤维化和肝硬化属正虚血瘀证范畴，因此对慢性乙肝肝纤维化及早期肝硬化的治疗，多以益气养阴、活血化瘀为主，兼以养血柔肝或滋补肝肾。国内多家单位拟定的多个抗肝纤维化中药方剂均有一定疗效。

医生会在综合考虑病人具体病情及其个人意愿的基础上，在《乙肝防治指南》的原则框架下确定个体化的治疗方案。

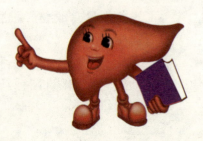

第6节　预防措施

1. 疫苗接种

乙肝疫苗接种后预防效果理想，保护率可达90%以上，保护效果至少可持续12年。

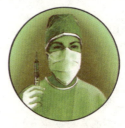
医务人员及经
常接触血液者

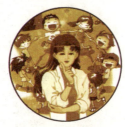
托幼工作者

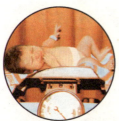
携带乙肝病毒孕妇
的新生儿和婴幼儿

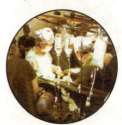
接受器官移植、
输血或血制品

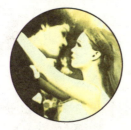
男同性恋或有
多个性伴侣者

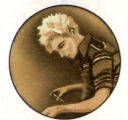
静脉药瘾者

乙肝疫苗接种对象

对乙肝病毒表面抗原阳性母亲的新生儿，
可联合使用乙肝疫苗与乙肝免疫球蛋白

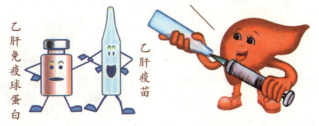

乙肝免疫球蛋白　　乙肝疫苗

效果显著的阻断母婴传播的方法

对乙肝病毒表面抗原和 e 抗原均为阳性的母亲所生的新生儿，在出生后应立即注射乙肝免疫球蛋白和乙肝疫苗，越早越好，在出生后 1 个月和 6 个月时再各注射 1 次乙肝疫苗。

发热，或有严重心脏病、肾脏病、活动性结核病、重度高血压等病人不适宜注射乙肝疫苗。

因为丁肝只有在乙肝病毒的辅助下才发生感染，所以接种乙肝疫苗也可预防丁肝；丙肝疫苗正在研究中

丁肝和丙肝有疫苗吗？

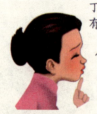

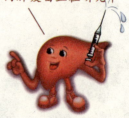

乙肝疫苗也可以预防丁肝

2. 切断传播途径，加强血站管理

推行安全注射。对牙科器械、内窥镜等医疗器具严格消毒。医务人员接触患者血液及体液时应戴手套。

对需输血或血制品的病人，要输经筛查后的乙肝病毒表面抗原阴性的血液，最好输单份血或输由少份数血制备的血制品，以减少发生肝炎的危险。

对静脉吸毒者进行心理咨询和安全教育，劝其戒毒。

不共用剃须刀、牙具，理发用具、文身穿皮及打耳环孔等用具应严格消毒。

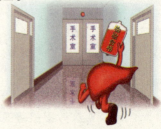

3. 管理传染源

由于乙肝、丁肝和丙肝主要通过血液途径传播，不需要隔离患者。但这些病毒感染者不能从事托幼、餐饮、食品生产加工工作，更不可作为献血员。

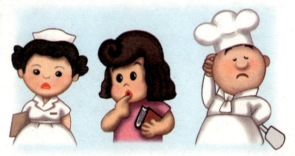

病毒感染者不能从事托幼、餐饮、食品生产加工等工作

4. 孕（产）妇管理

对感染乙肝、丁肝和丙肝病毒的孕（产）妇，要到有条件的专科医院诊治、分娩；应避免羊膜腔穿刺，缩短分娩时间，保证胎盘的完整性，尽量减少新生儿暴露于母血的机会。

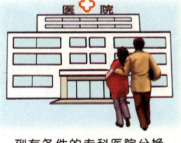

到有条件的专科医院分娩

5. 定期检查

乙肝病毒脱氧核糖核酸阳性的乙肝病毒携带者要定期化验检查，对有性乱史者应定期检查，宣传使用安全套。对青少年要进行正确的性教育。

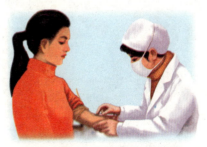

乙肝病毒携带者要定期检查

第7节　慢性肝炎的十大认识误区

讳疾忌医　患了肝炎怕耽误学习、影响升学、找不到工作，怕被同事看不起、影响找对象、影响升迁等，对自己的病讳莫如深；有的患者本应及时到医院就医，充分休息，却不当回事，听之任之，不及时就医。

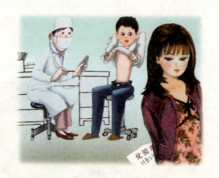

悲观失望　谈"肝炎"色变。得知自己得了肝炎，就联想到肝硬化、肝癌，像听到宣判死刑一样，首先从精神上垮了，思想负担很重，悲观焦虑，紧张沮丧，忧郁绝望。

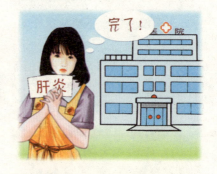

轻信广告　不负责任的小报、小广告打着科学的旗号，误导患者，只要你一上钩，一试就得几个疗程，跟着广告走，骗你没商量。不仅浪费了大量的钱财，而且错失了治疗的最佳时机。

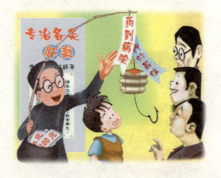

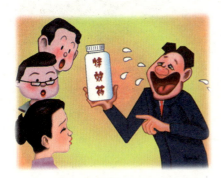

追求"特效"　患者病急乱投医，到处求医，四处寻求秘方、偏方。目前所有治肝的药物疗效都是有限的，国内外还没有一种理想的"特效药"，追求特效速效的心理很容易被不法商人所利用。

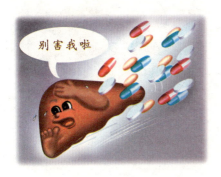

过度用药　以为用药品种越多，剂量越大，疗程越长越好。是药三分毒，很多药物都要经过肝脏代谢，过度用药除了造成资源的浪费，还会增加肝脏负担，甚至加重肝脏病变，有百害而无一利。

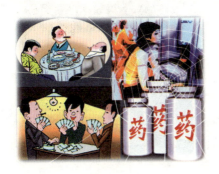

见"好"就收　治疗一段时间后，自我感觉稍有好转，就自行停药。其实，此时肝脏炎症并未完全消退，病毒也没有清除干净，加上工作、学习紧张，生活不规律等因素，病情很容易反复，而每复发一次，病情就加重一级。

打打停停 有些患者频繁换药，或用用停停，不坚持治疗，用药"三天打鱼，两天晒网"。殊不知，很多药物在停药后都有复发和"反跳"现象，随便停药甚至还可导致不良后果。

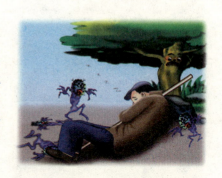

盲目降酶 误认为酶正常就是治愈指标，其实酶正常也并不代表体内的病毒已得到清除。引起转氨酶升高的原因很多，所以，要结合病人具体情况辨证地分析，不可盲目降酶。

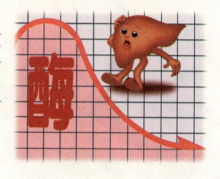

一味求"阴" 迄今为止，国内外还没有一种药能使所有乙肝病毒六项指标全部转阴。如果e抗原阳性转为阴性，并出现e抗体阳性，即所谓"大三阳"转"小三阳"，且丙氨酸氨基转移酶（ALT）恢复正常，往往提示慢性乙肝进入恢复期的转折点，故e抗体无需转阴。

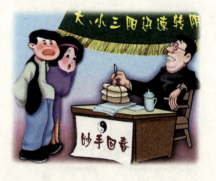

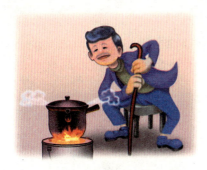

中药无毒　很多人认为，中药比西药安全、毒副作用小。其实，那些未经药理、毒理试验的"秘方"、"验方"，有可能直接造成肝脏的损害，尤其有特异性体质的病人，要特别加以注意。

第8节　阿肝信箱

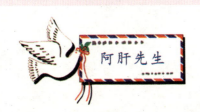

问：为什么有些人会成为乙肝病毒携带者？

答：主要与机体免疫功能低下有关。例如母婴传播时，婴儿受大量入侵的乙肝病毒感染，又缺乏免疫清除能力，乙肝病毒入侵后，表现为长期携带乙肝病毒表面抗原。

又如，婴儿与乙肝病毒表面抗原、乙肝病毒e抗原阳性的母亲、保姆、亲属生活中密切生活接触，也可导致感染。婴儿期感染乙肝病毒后成为携带者的几率约高8倍。免疫功能不全或低下的青少年或成人感染乙肝病毒后，也可以成为携带者。

问：携带者就是乙肝病人吗？

答：我国存在数以亿计的乙肝病毒表面抗原携带者。

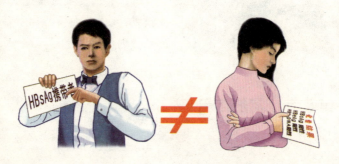

慢性乙肝病毒携带者或乙肝病毒表面抗原携带者，是指血液中检测到乙肝病毒表面抗原，但无肝炎症状和体征，肝功能正常，肝穿刺活检基本正常，经半年以上观察无变化者。

乙肝病毒表面抗原阳性，氨基转移酶升高，肝穿刺活检有炎症坏死，或胆红素、白／球蛋白比值等异常，有乏力、食欲不振、肝区不适等症状者可诊断为乙肝病人。

乙肝病毒表面抗原携带者不是乙肝病人，在日常工作、学习和社会活动中一般不会对周围人群构成直接威胁。

问：携带者不能从事哪些职业？

答：乙肝病毒表面抗原携带者不能从事接触直接入口的餐饮业，不能担任托幼机构保育员，最好不担任手术治疗科室的医务人员和特殊兵种人员，绝不能做献血员。

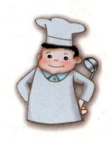

问：携带者入学有什么限制吗？

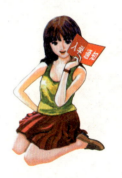

答：除有关餐饮、保育或上述相应专业的专科学院（技校）和特种新兵入伍不宜报考外，其余均可报考。乙肝病毒表面抗原携带者应享有选择志愿、参加学习的机会和权利。

问：携带者可以结婚吗？

答：男女双方都是乙肝病毒表面抗原携带者是可以结婚的；如果一方是携带者，另一方应注射乙肝疫苗，待产生保护性抗体（乙肝病毒表面抗原阳性）后可以结婚。

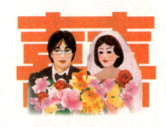

问：携带者可以生育吗？

答：乙肝病毒表面抗原携带者妇女可以考虑正常生育，但是此前应进行医学咨询，一方面对乙肝病毒表面抗原携带者的身体状况进行评估，同时应了解其可能对新生儿带来的影响。

无论是母亲或是父亲携带乙肝病毒表面抗原，其新生儿在出生后应立即在不同部位分别注射乙肝疫苗和乙肝免疫球蛋白，并按0，1，6方案在1个月和6个月后再各接种一针乙肝疫苗，完成全程免疫。

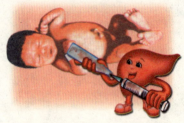

问：孩子是携带者可以入托吗？

答：我国已把乙肝疫苗作为保护儿童免患乙肝的措施。只要入托幼儿及幼托机构工作人员按国家规定全程接种乙肝疫苗并产生了免疫力，少数孩子携带病毒不会对其他儿童构成威胁。

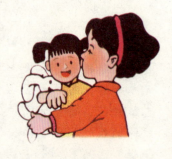

问：我的同事是携带者怎么办？

答：因为乙肝病毒主要是经血或血制品传播的，因此同处一室的人一般接触不会被传染。

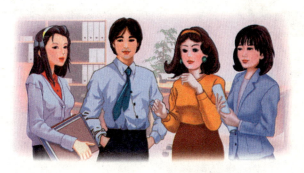

问：携带者本人应注意哪些问题？

答：乙肝病毒表面抗原携带者体内在清除乙肝病毒的免疫机制方面确实存在一些弱点，应该定期进行检查，注意保护肝脏，积极治疗其他疾病尤其是感染性疾病，以避免进一步损伤肝脏。

携带者每3～6个月应体检一次，自觉有异常情况时则随时就医。检查包括肝功能、乙肝病毒六项指标及肝脏B超。40岁以上者应检测血清甲胎蛋白，以便及时发现病情变化。

避免过劳，注意劳逸结合，保持愉快心情，提高个人卫生素养。保管好个人专用的食具、刮脸刀、修面具、牙刷及盥洗用品，防止自身血液、唾液、尿液和其他体液、分泌物污染周围环境。忌用损害肝脏的药物。

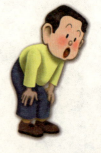

问：丙肝病毒阳性者氨基转移酶升高就是患病毒性肝炎吗？

答：不一定。首先要排除其他组织和脏器损伤引起的丙氨酸氨基转移酶（ALT）和天门冬氨酸氨基转移酶（AST）增高。此外，丙肝病毒阳性者如伴有脂肪肝，也会引起转氨酶升高。

问：丙肝病人一定有氨基转移酶升高吗？

答：不一定。丙肝病毒感染没有病毒携带者。只要丙肝病毒核糖核酸（HCV RNA）阳性，就应该考虑为患者。必要时，建议作肝组织学检查。

问：丙肝的治疗效果怎么样？

答：目前，主要治疗方法是聚乙二醇干扰素联合利巴韦林，基因Ⅰ型病毒感染者治疗1年，50%可以获得持续病毒学应答；基因Ⅱ、Ⅲ型感染者治疗6个月，约80%可获得持续病毒学应答。如果不能应用聚乙二醇干扰素，则应该用普通干扰素联合利巴韦林治疗1年。

问：哪些丙肝需要治疗？

答：只要丙肝病毒核糖核酸阳性就应该考虑治疗。发生肝硬化但处于代偿期者也应该治疗。肝脏失去代偿能力者则应该考虑肝移植。

非病毒性肝炎

非病毒性肝炎是除肝炎病毒感染以外其他因素导致的一类肝病。按致病原因的不同，可分为以下几种，这里主要对前四种非病毒性肝炎进行介绍

药物性肝损伤

酒精性肝病

营养性肝炎

自身免疫性肝炎

细菌毒素肝炎

寄生虫性肝病等

第5章 药物性肝损伤

当前，人类正暴露于6万种以上化学物质的威胁中。其中，包括3万种以上的药品和保健品，3万余种的食品添加剂和环境污染物质。肝脏是药物代谢的主要脏器，因而也是药物损伤首当其冲的器官。

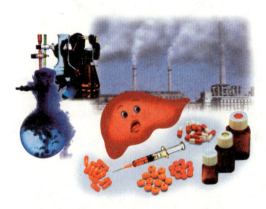

肝脏是药物损伤的主要目标器官

药物性肝损害的后果非常严重。在急性肝功能衰竭患者中，欧美国家占30%～40%（在美国有50%以上）在日本因保健和减肥药造成肝衰竭死亡者屡见不鲜。

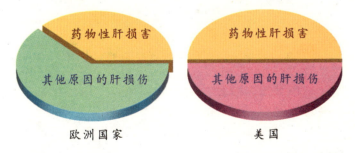

欧美国家药物性肝损害在急性肝功能衰竭中的构成比

在我国老年肝病中药物性肝损伤更是可达 20% 以上，可见滥用药物和保健品危害极大。

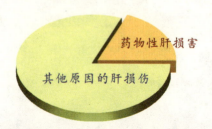

药物性肝损害

其他原因的肝损伤

我国老年人群药物性肝损害在急性肝功能衰竭中的构成比

第1节　致病原因

经肠道吸收的药物及其他化学物质主要由肝脏代谢。生物转化、细胞内转运、胆汁分泌是体内药物清除的重要过程。

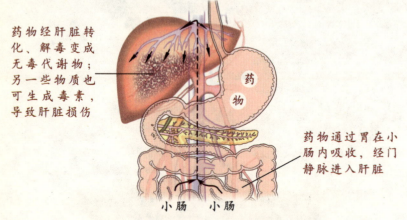

药物经肝脏转化、解毒变成无毒代谢物；另一些物质也可生成毒素，导致肝脏损伤

药物通过胃在小肠内吸收，经门静脉进入肝脏

小肠　小肠

肝脏对化学物质解毒的"双刃剑"作用

肝脏对化学物质解毒，但这种作用是"双刃剑"。很多药物和其他化学物质经肝脏转化，毒性降低，变成无毒的代谢物；但也有一些物质经过肝脏转化，可生成毒性中间产物，如果过量就可导致肝脏损伤。

　　大多数口服药物是通过肠道途径吸收，经门静脉到肝脏，一些毒性中间产物对肝脏造成损伤，是所谓肝脏的"首过效应"。

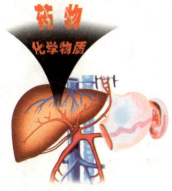

肝脏最先容易受到毒性损伤

　　随着药物在肝脏逗留时间的延长，毒性增加。药物还可以干扰胆汁形成或损伤胆管上皮细胞，造成胆汁淤积导致黄疸。

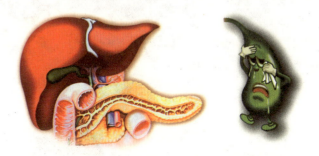

药物在肝脏逗留导致胆囊损伤

第 2 节　导致肝损伤的危险因素

　　同样用一种药，大多数人并不发生药物性肝病，而偏偏有少数人却发生了。那么，影响药物性肝毒性的常见因素有哪些呢？

1. 遗传

人的遗传差异影响着化学物质的代谢。个体差异主要反映在药物代谢酶的功能上，表现为正常、弱、中间和超快四个药物代谢型。通常，用同样一种药，弱代谢型者可出现不良反应。这一类个体在用其他药物时也容易发生肝损害。

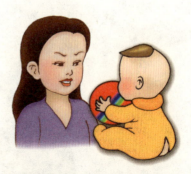

遗传差异影响化学物质代谢

2. 年龄

老年和幼儿易罹患。老年人肝内药物代谢酶的活性低，容易发生药物性肝病。健康老年人尽管肾功能正常，但由于肾脏滤过率低，药物容易滞留体内增加毒性。因此，建议老年人用药量应为成人量的2/3。

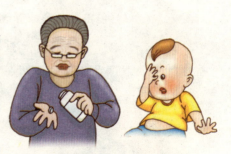

老人和幼儿肝内代谢酶活性低

3. 性别

一般认为，女性对药物敏感性稍高于男性，是药物性肝损伤的主要对象。因为女性肝内药酶的活性略低于男性。特别应指出，引起急性肝衰竭的也以女性为多。

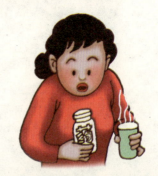

女性比男性对药物的敏感性高

4. 合并用药

某些药在正常剂量时不会引起肝病，但当两种或两种以上药物合用时，药物的相互作用可增强另一些药物的毒性作用，肝毒性会明显增加，出现肝脏病变。酒精可增加其毒性，同样的药在酒后低剂量就可引起肝损伤。

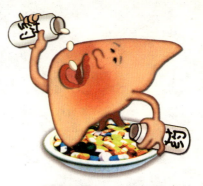

多种药物相互作用可增强毒性

5. 嗜酒

长期过量饮酒可损伤肝脏，形成脂肪肝、酒精性肝炎、肝纤维化和肝硬化，对很多药物的药效也会产生影响，包括消化吸收的影响。酒精对中枢神经的抑制作用可与其他抑制中枢神经药的作用产生协同效应。

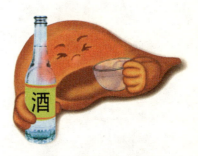

酒可损伤肝脏抑制药效

6. 生理和病理情况

如妊娠，已有肝病和营养不良者，炎症免疫功能紊乱者，如红斑狼疮等时，某些药物会引起肝损伤。

药物性肝病可分为中毒性和特异质性两种。在这两种肝损伤过程中，都有氧应激参与。中毒性是药物毒性直接作用所致，有剂量依赖性。特异质性则不可预测，没有剂量依赖。

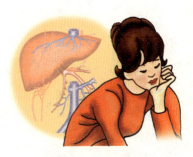

某些生理和病理情况
时用药要特别谨慎

能引起肝病的常见药物

抗 生 素	如四环素（静脉滴注），青霉素，羧苄西林，氨苄西林，奥格门丁（阿莫西林加克拉维酸），苯唑西林，氯唑西林，氯霉素，林可霉素，红霉素，竹桃霉素，头孢菌素类
化 学 药	磺胺药，复方新诺明，硝基呋喃妥因
抗真菌药	两性霉素，酮康唑，灰黄霉素，氟胞嘧啶
抗结核药	异烟肼，对氨基水杨酸，利福平，匹嗪酰胺，乙氨丁醇
抗病毒药	叠氮胸苷，对苯甲酸
麻 醉 剂	氟烷，异氟烷，恩氟烷，甲氧氟烷
镇痛、退 热 剂	对乙酰氨基酚
非类固醇类抗炎药	阿司匹林，吲哚美辛，吡罗昔康，硫苗酸，布洛芬，芬布芬，甲氯芬那酸（甲氯灭酸），甲芬那酸（甲灭酸），萘普生，苯唑布洛芬，保泰花，别嘌醇，金制剂
抗癫痫药	苯妥英钠，丙戊酸，卡马西平
抗精神病药	酚噻嗪类，如氯丙嗪等；三环类抗抑郁药，如阿米替林等
类固醇激素	雌激素类药，口服避孕药，雄性同化激素类

（续）

MAO 抑制剂	如苯乙肼等；硫杂蒽类，如泰尔登等；苯二氮䓬类，如地西泮等
心血管药	胺碘酮，普鲁卡因胺，丙吡胺
钙拮抗剂	硝苯地平，地尔硫卓，维拉帕米
β受体拮抗剂	柳苄洛尔，普萘洛尔，阿替洛尔
抗高血压药	甲基多巴，巯甲丙脯酸，肼屈嗪
抗心绞痛药	沛心达
抗凝剂	华法林，苯茚二酮，苯丙香豆醇，噻氯匹定
降脂药	氯贝西酯，非诺贝特
抗甲状腺药	硫氧嘧啶，他巴唑
口服降糖药	甲磺西脲，格列本脲，格列齐特，格列吡嗪，阿卡波糖，曲格列酮，罗格列酮，吡格列酮
抗溃疡药	西咪替丁，雷尼替丁
抗肿瘤药	门冬酰胺酶，顺铂，丙卡巴肼，多柔比星，光神霉素，甲氨蝶呤，巯嘌呤，白消安，氟脱氧尿苷等
免疫抑制剂	巯嘌呤，环孢素
中草药	川楝子，雷公藤，黄药子，贯众，马桑，冬青叶，苍耳子，复方青黛丸等

第3节 临床分类和表现

急性、亚急性肝损伤临床上可分为肝细胞性损伤、胆汁淤积性损伤和混合型损伤三型。主要表现为乏力、不适、恶心和黄疸，类似急性病毒性肝炎，有时也称药物诱导性肝炎或中毒性肝炎。严重者可导致急性和亚急性肝衰竭，出现深度黄疸、出血倾向、腹水和昏迷等，预后凶险。

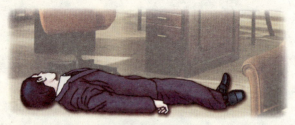

急性肝损伤严重者导致肝衰竭、肝昏迷

慢性肝损伤包括：慢性肝实质损伤、慢性肝炎、脂肪变性、磷脂沉积症、肝纤维化、肝硬化和慢性胆汁淤积（慢性肝内胆汁淤积、胆管硬化）等。

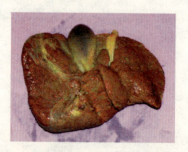

慢性肝损伤胆汁淤积，胆管硬化

此外，药物还可导致肝脏血管病变和肿瘤。血管病变包括肝静脉血栓、静脉闭塞性疾病和紫癜性肝病等。过敏、特异质发病者可有发热、皮疹和异常淋巴细胞增多等。生化检查血清丙氨酸氨基转移酶（ALT）水平常高于正常5～15倍，甚或更高。

第4节　诊断要点

当患者应用新药 1 ～ 4
周后发现肝功能异常，用药
时并出现发热、皮疹、瘙痒
和黄疸症状；外周血嗜酸粒
细胞增加（>6%）或白细胞
增加（尽早检测）；偶尔再用
药时再次发生肝损伤即可明
确诊断。

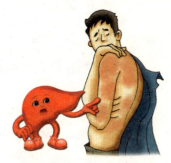

用新药时出现皮疹和搔痒

第5节　治疗和预后

最主要的治疗是立即停用有关药物和可疑药物，轻度药
物性肝病多数能在短期内康复。对肝功能损害严重或发生肝
功能衰竭者，应按肝功能衰竭作积极处理。

通常可用 N－乙酰半胱氨酸、易善复、利加隆等抗氧化
剂，胆汁淤积者可用熊去氧胆酸，严重胆汁淤积者慎用糖皮
质激素。

多数药物性肝病停药后可逐渐康复，少数会演变为慢性
肝炎。也有极少数急性和亚急性病人，迅速进展为肝功能衰
竭，除非肝移植，否则预后不良。

第6节　认识误区

人们普遍存在中草药无毒
和自然植物无毒的错误观念。
其实，某些中草药具有药物和
毒性的双重性，甚至有些药的
有效成分就是毒性成分。所
以，并非所有中草药都是十分
安全的。

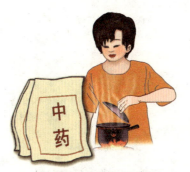

中草药并非均无毒

第6章　酒精性肝病

　　酒精性肝病是由于长期大量饮酒所致的肝脏疾病。酒精性肝病是我国常见的肝脏疾病之一，严重危害人民健康。

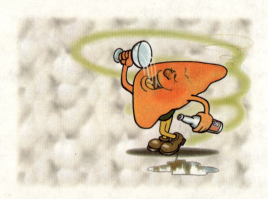

　　酒精性肝病初期通常表现为脂肪肝，进而可发展成酒精性肝炎、酒精性肝纤维化和酒精性肝硬化；严重酗酒时可诱发广泛肝细胞坏死甚或肝功能衰竭。

　　酒精性肝病在欧美国家是中青年死亡的主要原因之一。据调查，美国每年死于肝硬化的2.6万人中，约有90%的患者有酗酒史。在我国,酒精性肝病患病率为4.34%，随着生活条件的改善,酗酒者有增多的趋势。

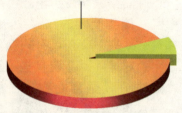

美国每年死于肝硬化人中，约有90%的患者有酗酒史

美国人群酗酒导致的后果

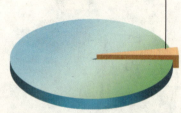

我国酒精性肝病患病率为4.34%

我国酒精性肝病患病率有增多趋势

第1节 致病原因和危险因素

1. 致病原因

酒精的代谢与乙醇脱氢酶、乙醛脱氢酶及细胞色素的基因型有关。体内乙醇代谢主要通过胃和肝脏的代谢途径，产生大量的乙醛，乙醛再经乙醛脱氢酶催化氧化代谢为乙酸。因此，如果人体对酒精耐受性低，中毒率就较低，对酒精耐受性高，中毒率也就较高。

乙醇（有毒） → 乙醛（毒性减弱）→ 乙酸（无毒）

酒精在肝脏内解毒的过程

2. 危险因素

◎**饮酒量及饮酒年限** 每日饮酒折合酒精（乙醇）量40～80克，连续5年以上就可导致肝损伤，但有个体差异。

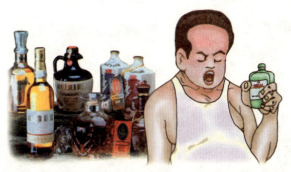

长期大量饮酒可导致酒精性肝炎

饮酒量与酒精（乙醇）含量计算公式：
1 克酒精＝饮酒量×酒精含量×0.8

◎遗传 亚洲人包括中国、日本和侨居美国的亚裔，有半数缺乏活性乙醛脱氢酶，并且这些人肝内存在一种乙醛脱氢酶抗体，致使血内乙醛浓度增高，饮酒后容易脸面发红。因为他们酒精耐受性低，所以与欧美人相比较中毒率也低。

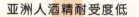

亚洲人酒精耐受度低　　　　欧洲人酒精耐受度高

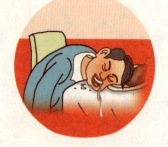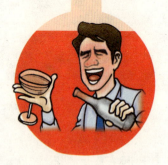

酒精耐受性低的人比耐受高的人中毒率低

◎性别 女性对乙醇比男性敏感，也比男性更易患酒精性肝病，所引起的病情也更严重。原因之一可能是女性胃黏膜中乙醛脱氢酶含量较少，使酒精代谢减少。男性常年日饮酒量40克才开始造成肝脏损害，而女性只需20克即可发生。

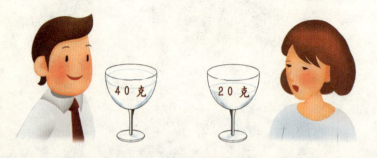

女性对乙醇敏感，喝酒更容易伤肝

◎**病毒感染** 酒精性肝损害可增加对乙肝病毒和丙肝病毒的易感性，乙醇和病毒的相互作用可以加重肝脏的损伤，使病情迁延不愈。

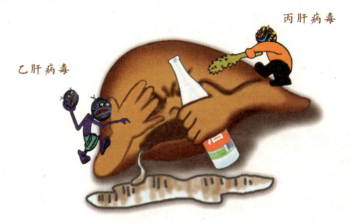

乙肝病毒

丙肝病毒

乙醇和病毒相互作用加重肝损伤

◎**营养** 高热量、高脂饮食有助于产生酒精性脂肪肝。营养异常与酒精性肝病的发生关系也十分密切，营养状态的两个极端即营养不良和过剩（肥胖）均与酒精性肝病高发病率相关。

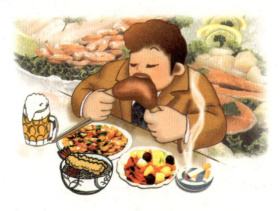

营养过剩和营养不良都会损害肝脏

第 2 节　酒精性肝病的临床分型和表现

1. 临床分型

◎**轻症酒精性肝病**　肝脏生物化学、影像学和组织病理学检查基本正常或轻微异常。

◎**酒精性脂肪肝**　影像学诊断符合脂肪肝标准，血清丙氨酸氨基转移酶（ALT）可轻微异常。

◎**酒精性肝炎**　血清天门冬氨酸氨基转移酶（AST）、丙氨酸氨基转移酶（ALT）或 γ 谷氨酰转肽酶（γ-GT）升高，可有血清胆红素增高。重症酒精性肝炎是指酒精性肝炎合并肝昏迷、肺炎、急性肾功能衰竭、上消化道出血者，可伴有内毒素血症。

◎**酒精性肝纤维化**　症状及影像学无特殊。未做病理学检查时，应结合饮酒史、血清纤维化标志物、胆红素、AST/ALT、胆固醇、载脂蛋白、巨球蛋白、铁蛋白、稳态模式胰岛素抵抗等联合检测，这些指标并非十分敏感。

◎**酒精性肝硬化**　有肝硬化的临床表现和血清生物化学指标的改变。

2. 临床表现

临床表现没有特异性，可无症状，或有右上腹胀痛，食欲不振，乏力，体重减轻，黄疸等；随着病情加重，可有蜘蛛痣、肝掌和神经精神症状和体征。

第3节　酒精性肝病的并发症

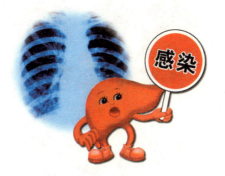

酒精性肝病患者营养状态较差，免疫力低，生活自理能力和卫生条件较差，故病人极易感染，特别是肺部感染和细菌性自发性腹膜炎。

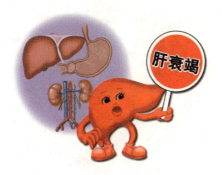

常见于大量饮酒后，发病后病情急剧恶化，临床表现与重症肝炎相似。常并发肝昏迷、上消化道出血、肾功能衰竭和继发感染而死亡。

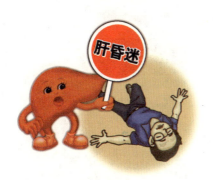

上消化道出血、电解质与酸碱平衡紊乱、继发感染、蛋白质摄入过多等可诱发肝性脑病。

黄疸程度重，肝脏明显肿大，腹痛，发热，胆红素和碱性磷酸酶（AKP）明显增高。

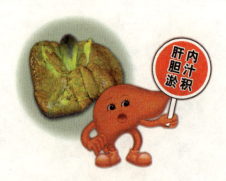

酒精性肝硬化患者由于急性胃黏膜糜烂、溃疡病或食管静脉曲张破裂可引起大出血，并出现腹水。

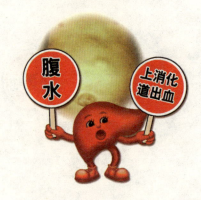

进食量少的病人，在大量饮酒后，可出现血糖过低现象，伴有心悸、出汗、神志丧失和其他神经系统表现。

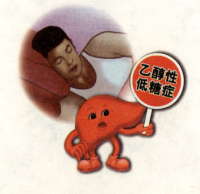

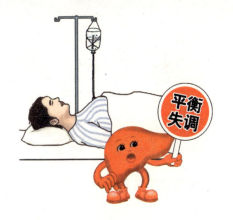

病人常呈电解质和酸碱紊乱，并发低钾、低镁、低钙、低磷血症及各种酸碱失衡。

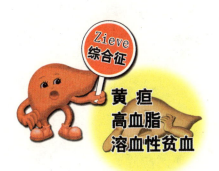

本病的三大特点为黄疸、高脂血症和溶血性贫血。停止饮酒后，症状可消失。

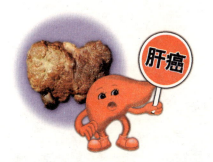

酒精性肝病患者并发肝癌的危险性会明显增加。

第4节　诊断要点

1. 饮酒史

有长期饮酒史，一般超过5年，折合酒精量男性每天超过40克，女性每天超过20克；或2周内有大量饮酒史，折合酒精量每天超过80克。

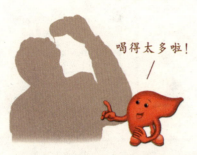

喝得太多啦！

长期饮酒超量可致酒精性肝病

2. 血生化检查

天门冬氨酸氨基转移酶（AST）、丙氨酸氨基转移酶（ALT）、γ谷氨酰转肽酶（γ-GT）、总胆红素、凝血酶原时间和平均红细胞容积等指标均有升高。禁酒后这些指标可明显下降，通常4周内基本恢复正常。

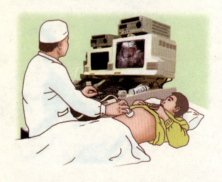

影像学检查有助于诊断

3. 影像学检查

肝脏B超或CT检查有脂肪肝和肝硬化的典型表现。应除外嗜肝病毒引起的感染、药物和中毒性肝损伤等。

第5节　治疗原则和预后

酒精性肝病的治疗原则是：戒酒和营养支持，减轻酒精性肝病的严重程度；改善已存在的继发性营养不良，对症治疗酒精性肝硬化及其并发症。

1．戒酒

不戒酒可使疾病复发，病情恶化。因此，在治疗过程中及康复后必须绝对禁止饮酒。若能彻底戒酒，消除病因，则可提高治疗效果，促进康复，防止复发、恶化。但在戒酒过程中应注意防止发生"戒酒综合征"，尤其对于酒精依赖者。

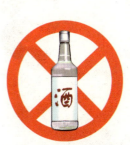

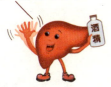

酒精依赖者在戒酒过程中常出现四肢抖动、出汗等症状，严重者突然出现抽搐或癫痫样痉挛发作，即所谓"戒酒综合征"

戒酒是治疗酒精性肝病最主要的措施

2．营养支持

在戒酒的基础上应提供高蛋白、低脂饮食，并注意补充维生素B、维生素C、维生素K及叶酸。应以"多素食，宜清淡，忌油腻，富营养，易消化"为原则，少食多餐，禁忌生冷、甜腻、辛热及生痰助湿的食品。肝硬化者应低盐饮食。有出血倾向者，更应忌烟及辛热食品。出现精神障碍、神志不清者，应严格控制肉食，吃新鲜流质食物。

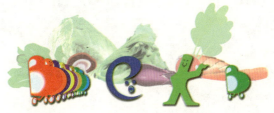

维生素B　　维生素C　维生素K　　叶酸

在戒酒的基础上补充维生素

3. 休息

做到起居有节，劳逸适量。应根据病情的缓急轻重以及体质强弱不同，选择适当的锻炼方法。

急性期 "以静为主，静中有动"，以休息为主，限制过多的活动。

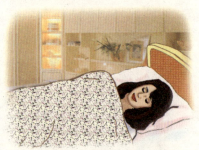

稳定期 "动静结合，动静适度"，做到生活自理，适当休息。

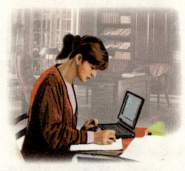

恢复期 "以动为主，动中有静"，活动量循序渐进，以无疲乏感为度。

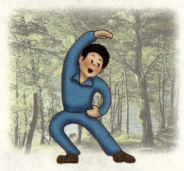

4. 情志

情恋不畅，精神抑郁，能诱发或加重疾病症状。患者应克服和消除恼怒、忧郁、疑虑、悲伤、恐惧等不良情绪，树立治疗信心，促进疾病康复。

5．药物治疗

⑴糖皮质类固醇可提高重症酒精性肝炎患者的生存率。

⑵美他多辛可加速清除血清中的酒精，有助于改善酒精中毒症状和行为异常。

⑶甘草酸制剂、水飞蓟素类和多烯磷脂酰胆碱等药物有不同程度的抗氧化、抗炎、保护肝细胞膜及细胞器等作用，可改善肝脏生化学指标。但不宜同时应用多种抗炎护肝药物，以免加重肝脏负担及因药物间相互作用而引起不良反应。

⑷积极处理酒精性肝硬化的并发症（如门静脉高压、食管胃底静脉曲张、自发性细菌性腹膜炎、肝性脑病和肝细胞肝癌等）。

⑸严重酒精性肝硬化患者可考虑肝移植，要求患者肝移植前戒酒至少3～6个月。

6．预后

酒精性肝炎预后较差，但如能及时禁酒和住院治疗，多数可恢复。已有慢性酒精性肝病基础者，如继续饮酒，则不可避免地会发展为肝硬化或并发肝衰竭；也有部分酒精性肝炎发展为肝纤维化，而不发展为肝硬化。与预后有关的因素有脑病、腹水、凝血酶原活动度、肾衰竭。死亡原因主要为肝衰竭。偶可死于肺脂肪栓塞引起的休克、低血糖和急性胰腺炎。

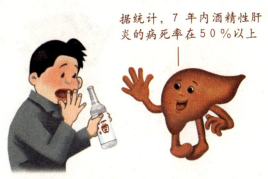

据统计，7 年内酒精性肝炎的病死率在50％以上

第6节　阿肝信箱

阿肝先生

问：什么是轻症酒精性肝病？

答：肝脏生物化学、影像学和组织病理学检查基本正常或轻微异常。

问：什么是酒精性脂肪肝？

答：影像学和组织病理学诊断符合脂肪肝标准，血清天门冬氨酸氨基转移酶（AST）、丙氨酸氨基转移酶（ALT）可轻微异常。

问：什么是酒精性肝炎？

答：血清ALT、AST或γ-GT升高，可有血清总胆红素（TBIL）增高。重症酒精性肝炎是指酒精性肝炎中，合并肝昏迷、肺炎、急性肾功能衰竭、上消化道出血，可伴有内毒素血症。

问：什么是酒精性肝硬化？

答：有肝硬化的临床表现和血清生物化学指标的改变。

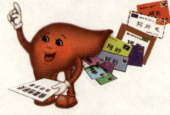

第7章 营养性肝炎

营养性肝炎是由于营养过剩或营养缺乏引起的肝炎。由于营养过剩所致的脂肪性肝病最为多见。近年来，发病率呈日益增长的趋势，特别是随着肥胖儿童的逐渐增多，发病年龄趋于低龄化，已成为人们普遍关注的一个公共健康问题。

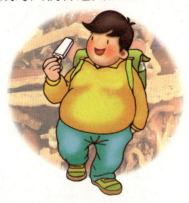

营养过剩引起的肝炎

由于长期营养缺乏导致的营养失衡性肝炎，多发生在饥饿年代以及贫困地区，患有重度慢性肠炎(如溃疡性结肠炎、克隆病等)和其他慢性消耗性疾病(如结核病等)，也可以导致营养不良性脂肪肝发生。

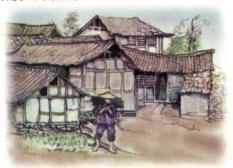

营养缺乏引起的肝炎

在欧美国家，普通成人约有1/3患脂肪肝。在我国，脂肪肝已成为仅次于病毒性肝炎的第二大肝病。上海市普通成人脂肪肝患病率为17.3%。我国肥胖儿童脂肪肝的检出率也非常高。

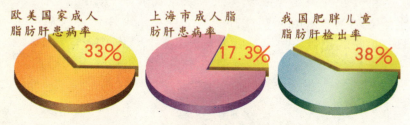

欧美国家成人脂肪肝患病率 33%

上海市成人脂肪肝患病率 17.3%

我国肥胖儿童脂肪肝检出率 38%

不同地区和人群脂肪肝患病率、检出率

第1节　脂肪肝的致病原因

导致肝细胞内的脂肪不能及时转运出去而在肝细胞内异常沉积的原因有：

⑴食物中脂肪供应过多、血浆游离脂肪酸过高；

⑵肝细胞中脂肪酸氧化利用减少；

⑶肝内极低密度脂蛋白的排泄障碍。

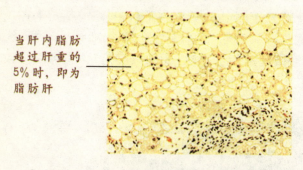

当肝内脂肪超过肝重的5%时，即为脂肪肝

过多的脂肪在肝细胞内堆积

胰岛素在维持人体正常代谢过程中起着重要的作用。当胰岛素效应不足时，表现为外周组织，尤其是肌肉、脂肪组织对葡萄糖的利用障碍，是脂肪肝、中心性肥胖、高血压和糖尿病等疾病发生、发展的重要原因。

第2节　脂肪肝的危险因素

引起脂肪肝最常见原因有过量饮酒，肥胖症，糖尿病，高脂血症；其次为营养不良，药物或毒物，丙肝病毒感染等。

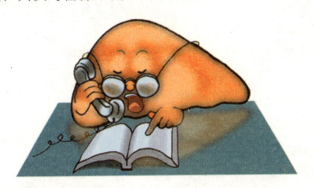

1．嗜酒

90%的酒精经过肝脏作用变为乙醛，酒精及其代谢产物乙醛对肝细胞有一定毒性，使肝细胞脂肪酸氧化减弱，同时又促进脂肪酸的合成，结果导致肝细胞内大量"沉睡脂肪"堆积。酒精还可以增加周围脂肪组织的"脂肪动员"，释放出大量脂肪酸进入肝脏并合成大量脂肪。

嗜酒现已成为脂肪肝的重要危险因素。

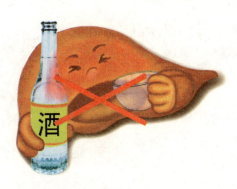

肝细胞在减弱酒精毒性的同时又促进脂肪堆积

2．肥胖

摄入过多脂肪和甜食，又缺乏运动，营养过剩，使周围脂肪组织增多，释放入血的游离脂肪酸相继增加。同时，肥胖患者多伴有高胰岛素血症，促进了肝脏对脂肪酸的合成，大量脂肪堆积超过肝脏运输能力，便形成脂肪肝。

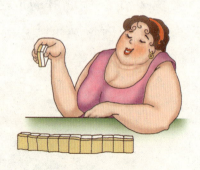

缺乏运动，营养过剩，脂肪组织增多

3．糖尿病

约近半数的 2 型糖尿病患者合并脂肪肝。接受胰岛素治疗者，脂肪性肝炎的发病率增加。而约20%的脂肪肝病人患有糖尿病。肥胖和慢性酒精性肝病均易并发糖尿病，脂肪肝也可诱发胰岛素抵抗，甚至导致血糖升高。

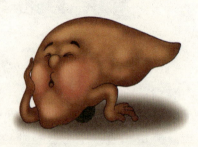

接受胰岛素治疗的糖尿病患者脂肪性肝炎的发病率增加

4．高脂血症

高脂血症脂肪代谢异常表现为游离脂肪酸输送入肝增多；肝合成游离脂肪酸或由碳水化合物合成甘油三酯增加；脂肪酸在肝线粒体 β 氧化减少；极低密度脂蛋白合成分泌减少，甘油三酯转运障碍。

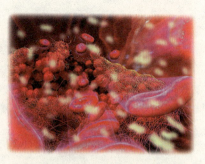

高脂血症可导致脂肪代谢异常

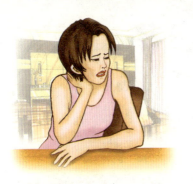

饥饿使脂肪分解加剧引起脂肪肝

5. 营养不良

人在长期处于饥饿状态或蛋白质摄入不足时，可使脂肪分解加剧，进入血中的游离脂肪酸增多导致肝内脂肪蓄积；同时，由于载脂蛋白合成减少，甘油三酯释放入血减缓，引起脂肪在肝内蓄积。

6. 药物或毒物

某些无机或有机化合物，如四氯化碳、氯仿、黄磷、半乳糖胺、放线菌素等中毒都可以引起脂肪肝，但发病机理各异。生长激素、肾上腺皮质激素、四环素、降脂药也可通过干扰脂蛋白的代谢而形成脂肪肝，有单个因素和联合因素。

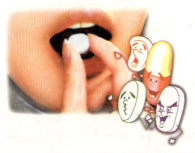

某些药物或毒物可引起脂肪肝

7. 肝炎病毒感染

有些病毒性肝炎患者在病程中可合并脂肪肝，原因主要是进食量过多且缺乏活动，多余热量转化为脂肪储存；同时，肝炎病毒本身特别是丙肝病毒感染，也可通过血液和肝脏脂质代谢直接导致高脂血症和脂肪肝。约有30%的慢性丙肝患者存在肝脂肪变性。

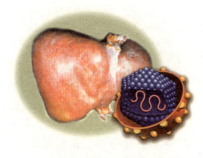

丙肝病毒感染可导致脂肪肝

第3节 脂肪肝的分类

按发病原因可分为酒精性脂肪肝和非酒精性脂肪肝。

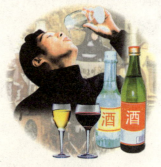

酒精性脂肪肝

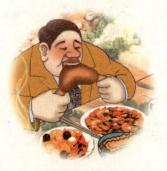

非酒精性脂肪肝

按病理类型可分为单纯性脂肪肝、脂肪性肝炎、脂肪性肝纤维化或脂肪性肝硬化。

单纯性脂肪肝	脂肪性肝炎	脂肪性肝纤维化或肝硬化	肝 癌

第4节 脂肪肝的临床表现

相当一部分脂肪肝患者可以没有任何临床症状，易被忽视。中、重度脂肪肝患者有类似慢性肝炎的表现，如肝区隐痛、腹胀、乏力，并有肝脏肿大、肝功能异常和高脂血症，甚则可出现黄疸、恶心、呕吐，常伴有舌炎、口角炎、皮肤瘀斑、四肢麻木、四肢感觉异常等。

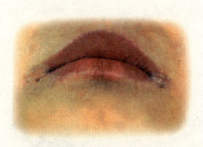

中、重度脂肪肝患者常有舌炎、口角炎等

第5节　脂肪肝的并发症

1．糖尿病

有近半数的2型糖尿病患者合并脂肪肝，肥胖和慢性酒精性肝病均易并发糖尿病，脂肪肝也可诱发胰岛素抵抗，导致血糖升高。接受胰岛素治疗者，脂肪性肝炎的发病率增加。

2．代谢综合征

脂肪肝的危害并非仅限于肝脏本身，也是代谢综合征的组成部分，甚至是代谢综合征的一个重要预警信号。脂肪肝可促进2型糖尿病和动脉粥样硬化性疾病的发生，导致与代谢综合征相关的心脑血管事件等疾病的高发。

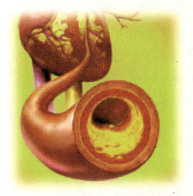

动脉粥样硬化时动脉横切面

3．营养不良性肝硬化

与营养过剩性脂肪肝一样，长期饥饿、低蛋白饮食以及小肠旁路手术后等各种原因所致营养不良和营养失衡同样也可以引起脂肪肝。如果长期得不到纠正，会进展为营养不良性肝硬化。

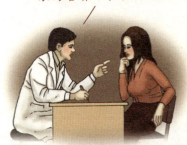

长期减肥不当有可能进展为营养不良性肝硬化

减肥不当危害大

4．脂肪肝与其他肝病

脂肪肝与自身免疫性肝病、慢性乙肝和慢性丙肝等合并存在时，不仅加重肝脏损伤和肝纤维化，还会影响干扰素的抗病毒治疗效果，同时也会降低肝脏对其他有害因素的耐受性，更易发生脂肪性肝炎甚至肝衰竭。当脂肪肝作为供肝用于肝移植时，会导致原发性移植肝无功能。

5．脂肪肝与肝纤维化和肝硬化

脂肪肝会导致肝纤维化和肝硬化。部分慢性脂肪肝患者最终可发展为肝硬化，尤其是酒精性脂肪肝，而非酒精性脂肪肝发生肝纤维化和肝硬化的机会相对较少，进程也较缓慢，但两者均可并发肝癌。

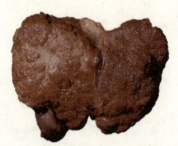

肝硬化

第6节　脂肪肝的早期诊断方法

由于脂肪肝缺乏特异的临床表现及实验室指标，而肝穿刺活检又有创伤性，目前临床诊断主要依赖影像学检查。通过影像学检查可初步明确脂肪肝的程度，判断肝内脂肪分布类型，还可提示有无肝硬化和肝内肿瘤。

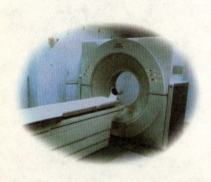

定期给脂肪肝高危人群做肝脏B超检查是早期发现脂肪肝的最佳方法。B超诊断脂肪肝的敏感性和特异性有限，CT诊断的特异性高于B超，磁共振和数字减影血管造影主要用于局灶性脂肪肝或弥漫性脂肪肝伴正常肝岛难以与肝内占位病变鉴别时。

第 7 节　治疗原则和预后

单纯性脂肪肝是各种脂肪性肝病的早期表现，如果能早期诊治，可使其完全恢复正常。但是如果任其发展，则可能发生脂肪性肝炎、肝硬化及其相关并发症。

1．一般治疗原则

> (1)去除病因和诱发因素，积极控制原发基础疾病；
>
> (2)调整饮食方案，纠正营养失衡；
>
> (3)坚持必要的体育锻炼，以维持理想体重；
>
> (4)维持相对正常的血脂、血糖水平；
>
> (5)加强自我保健意识的教育，纠正不良行为。

对于脂肪性肝炎患者同时适当辅以护肝、去脂、抗肝纤维化类药物。具体治疗方案可根据脂肪肝患者的病情，合理应用饮食疗法、行为疗法以及各种中西药物综合处理，并兼顾防治脂肪肝的各种伴随疾病。

你知道吗？

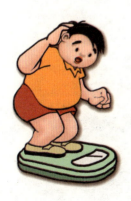

什么是理想体重？

理想体重的简易计算方法为：

身高（厘米）−105

例如：165−105=60（公斤）

计算结果在 ±10% 范围均属正常。如果高出 10%～20% 为超重，超出 20% 为肥胖；低于正常体重 10%～20% 为消瘦，低于 20% 则为严重消瘦。

什么是体质指数（BMI）？

目前较通用"体质指数"来衡量体重是否理想。体质指数的计算方法为：

体重（千克）÷身高（米）^{2}

例如：$60 \div 1.65^2 = 22$

正常值为 $18.5 \sim 25.0$，超过或低于此范围为超重或消瘦。

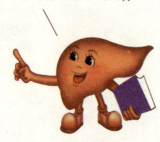

你的体重是否正常，自己要经常计算测量一下哦！

专家提示

减肥是肥胖性脂肪肝患者最主要的治疗措施，应长时间的限制热量摄入，增加热量消耗。减肥可使与肥胖相关的氨基转移酶异常恢复正常并完全治愈，对肝炎后脂肪肝以及病毒性肝炎合并脂肪肝亦有良好的治疗效果。

但如果减肥方法不当或减肥速度过快，可诱发或加剧脂肪性肝炎和纤维化。

---

2. 饮食治疗原则

根据患者理想的体重目标，正确调整每日热量摄入，科学分配各种营养要素，坚持合理的饮食制度，高蛋白、适量热量摄取、低糖类、适量脂肪、充足维生素，合理分配三大营养物质，补充食物纤维和矿物质等。戒酒和改变不良饮食习惯。

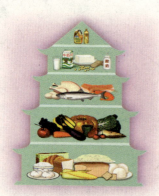

中国居民膳食宝塔

3. 运动疗法原则

主要适用于伴存胰岛素抵抗和体重超重的脂肪肝患者。在肥胖症、2 型糖尿病、高脂血症等所致的营养过剩型脂肪肝以及伴随有体重增加的肝炎后脂肪肝的治疗中，体育锻炼的重要性仅次于饮食控制。

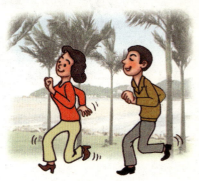

中等量有氧运动

什么是有氧运动？

有氧运动是一种持续 5 分钟以上尚有余力的运动。这种运动是指人体运动时吸入的氧气供应充足，够运动时的消耗所需，如步行、慢跑、骑自行车、上下楼梯、游泳、跳舞等。

适量运动

(1) 每天至少运动 30 分钟，每周不少于 4 次；

(2) 中等量有氧运动，如走路、上下楼梯、慢跑、跳舞、蹬自行车、打太极拳等；

(3) 最好的运动是步行，诀窍为 "3、5、7"，即：

● 30 分钟步行 3 公里，

● 每周进行 5 次，

● 心跳＋年龄＝170；

(4) 但在伴有心脑血管病时应减少或停止运动疗法。

4．行为疗法

行为治疗是通过改变患者不良饮食和生活习惯及嗜好，从而达到预防和治疗疾病的目的。主要用于肥胖、2 型糖尿病、高脂血症及其相关的脂肪肝，以及酒精性肝病的辅助治疗。

5．药物治疗

糖尿病性脂肪肝患者在饮食控制和增加运动不能奏效的情况下，应使用药物治疗。

⑴轻度的 2 型糖尿病人可口服降糖药二甲双胍（格华止）或甲苯磺丁脲、格列齐特（达美康）、格列吡嗪（美吡达）等。

⑵降脂药物对于原发性高脂血症患者有降低血脂和预防脂肪肝的功效，有助于防止血栓形成、脂肪性肝炎和肝纤维化的发生。但是许多药物又可加重肝功能损害，加剧脂肪沉积。

⑶胆石症和骨质疏松者减肥应当慎重，在进行饮食控制、行为纠正、体育锻炼等治疗 6 个月无效时，可考虑进行药物减肥。手术减肥仅适合重度脂肪肝患者。

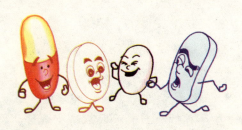

6. 预后

脂肪肝的预后类似于慢性病毒性肝炎或自身免疫性肝炎，如果得到有效防治，可望阻止慢性肝病的进展，并减少肝硬化的发生。绝大多数单纯性脂肪肝患者预后相对良好。

进展期的脂肪性肝炎很少致命。隐匿性脂肪性肝炎可诱发肝纤维化，许多病人最终导致肝硬化。伴有肝纤维化或肝硬化的非酒精性脂肪性肝炎，相关致残和死亡事件显著增加。

酒精性脂肪肝患者若持续饮酒，后果较非酒精性脂肪肝严重。部分患者即使戒酒也可发生肝硬化。

脂肪肝是不良生活方式引发的后天性疾病，它的预防胜于治疗。预防要从年轻时做起，从日常生活做起，养成良好的生活习惯：合理膳食，控制体重，适量运动，慎用药物。做到这些，不仅可以不发生脂肪肝，还可以将肥胖症、高血压、高血糖等拒之门外，也是治疗脂肪肝最安全和有效的方法。

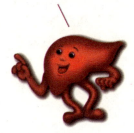

预防要从日常生活做起

第8节　脂肪肝的认识误区

误区一　脂肪肝是一种亚健康状态，无需治疗

随着脂肪肝检出率的增高，大家对脂肪肝已见多不怪，但近年来大量研究表明，非酒精性脂肪肝是与生活行为密切相关的慢性疾病，理由是：

⑴至少20%的非酒精性脂肪肝是非酒精性脂肪性肝炎，不是单纯性脂肪肝，而非酒精性脂肪性肝炎现已明确为隐源性肝硬化和肝癌的重要前期病变，有的还可成为肝功能衰竭的原因。

⑵脂肪肝比正常肝脏脆弱，较易受到药物、工业毒物、酒精、缺血以及病毒感染的伤害，从而增加了合并发生其他类型肝病的机会。

⑶对于超重和肥胖者而言，脂肪肝的出现可能提示"恶性肥胖"，因为这种人很容易发生高脂血症、糖尿病和高血压，最终发生冠心病、脑中风的概率也会显著增加。

无论是从肝病还是从糖尿病和心脑血管疾病防治的角度，都应把非酒精性脂肪肝看作是一种病，其科学命名应为非酒精性脂肪性肝病。即使是健康体检发现的无症状性脂肪肝亦不能掉以轻心，应该及时到医院诊治。

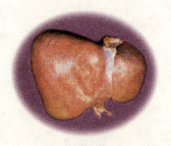

误区二　脂肪肝不可能治好

如能及时去除病因，控制原发疾病，肝内沉积的脂肪在数月内就可完全消退。部分脂肪肝患者难以康复的原因可能是治疗不及时或治疗方法不当，疗程不够长，例如：

(1)酒精性脂肪肝戒酒绝对有效；

(2)药物和工业毒物性脂肪肝，在及时停药或脱离有毒工作环境后多数亦可康复；

(3)营养不良性脂肪肝在补充热量和蛋白质后即可好转；

(4)而肥胖性脂肪肝，如能有效控制体重和减少腰围，则肝内脂肪沉积亦可很快消退。

但是，如果单纯性脂肪肝已发展为脂肪性肝炎，则病变完全康复常需半年乃至数年以上时间，少数患者即使去除病因仍可进展为不可逆转的肝硬化。因此，早期诊治十分重要。

脂肪肝一定要早治疗！

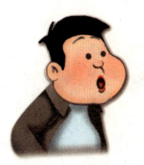
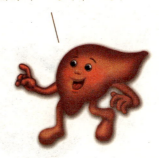

误区三　得了脂肪肝应该服降血脂药

　　高脂血症与脂肪肝关系密切，但两者之间并不是因果关系，至今国内外还没有降血脂药物能够有效减少肝脏脂肪沉积的正规临床试验报告。

　　脂肪肝的出现，代表肝脏对脂质代谢紊乱的处理已达到极限，对降血脂药物的耐受性下降。这时候再用降血脂药物就相当于"鞭打快牛"，非但不能减轻脂肪肝，反而加重肝脏损伤，容易发生药物性肝病。

　　目前认为，假如脂肪肝不伴有高脂血症，那么就不要用降血脂药物。有脂肪肝又有高脂血症，需根据高脂血症的原因、程度以及发生动脉硬化性心脑血管病变的概率，酌情决定是否要用降血脂药物。

　　对于肥胖、糖尿病引起的高脂血症，如果治疗3～6个月后血脂还是较高，则可使用降血脂药物，但常需适当减量或同时联用护肝药物。有高脂血症家族史并且血脂增高明显者用降血脂药物治疗，可起到"标本兼治"的作用。

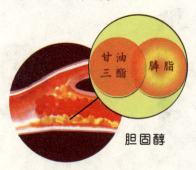

甘油三酯　膦脂

胆固醇

误区四 治疗脂肪肝有"保肝药"就行

至今国内外尚未发现治疗脂肪肝的灵丹妙药，而防治肥胖性脂肪肝这类现代都市病，通过节食、锻炼等措施减肥比护肝药物治疗更为重要，尤其是单纯性肥胖性脂肪肝。

对于氨基转移酶升高的非酒精性脂肪性肝炎，减肥是护肝药物起效的重要前提条件。在脂肪肝的综合治疗中，护肝药物仅仅是一种辅助治疗措施，主要用于伴有氨基转移酶升高的脂肪性肝炎患者，是一个短期的强化行为。千万不要以为单纯依靠花钱买药就可求得健康。否则，脂肪肝就是治好了也会复发。

误区五 只要氨基转移酶正常就不用害怕肝炎

人们常误认为血清氨基转移酶增高就是肝炎，只要氨基转移酶降至正常，即使是病毒性肝炎也不用害怕。为此，一旦发现氨基转移酶升高，往往就急于用药使其降至正常。殊不知这种自欺欺人的做法可掩盖病情，导致肝病恶化。

有脂肪肝的成人或儿童的氨基转移酶增高主要与肥胖有关，并无传染性。其体重每降低1%，氨基转移酶下降8.3%；如果在3~6个月内体重下降5%~10%，就可使肥胖性脂肪肝患者的血清氨基转移酶降至正常水平。而体重居高不下者，即使用降酶药物，氨基转移酶也往往持续升高。

误区六 氨基转移酶升高时不能多活动

有一部分非酒精性脂肪性肝病患者血清氨基转移酶升高，医生或家属往往要求患者少活动，多休息，结果患者体重和腰围有增无减，血清氨基转移酶异常和脂肪肝持续存在。

其实，对脂肪肝伴有氨基转移酶升高的患者来说，他们无需休息和加强营养，反而需要增加锻炼。在节制饮食的同时，最好的锻炼是大步快走，每次至少3公里，每周5次以上中等量的有氧运动是最有效的治疗措施。

误区七 病毒性肝炎合并脂肪肝时最重要的是抗病毒治疗

我国是慢性乙肝病毒感染大国，近年来肥胖性脂肪肝患者又不断增多，两病合并存在的概率越来越高。对于这些患者的治疗，通常认为是应该先进行抗病毒治疗。

事实上，肝脏的损害并不都是由病毒感染引起的，如果不是由病毒感染引起的，再抗病毒也没有用。此外，肥胖和脂肪肝的存在会大大降低抗病毒治疗的效果。为此，在慢性病毒性肝炎与肥胖性脂肪肝并存时，应首先考虑减肥治疗。

如果减肥后患者的氨基转移酶和脂肪肝恢复正常，那么其主要矛盾就是肥胖，此时就无需抗病毒治疗；如果减肥治疗半年后，患者氨基转移酶持续异常，则再抗病毒治疗也不迟，毕竟控制体重容易做到，抗病毒治疗疗程长、成本高而成功率又低。

误区八　肥胖性脂肪肝患者吃水果多多益善

新鲜水果富含水分、维生素、纤维素和矿物质，然而吃水果并非越多越好。因为水果含有一定的糖类，长期过多进食可导致血糖、血脂升高，甚至诱发肥胖，因此肥胖、糖尿病、高脂血症和脂肪肝患者不宜多吃水果。在餐前或两餐之间饥饿时少量吃些苹果、梨等含糖量低的水果，可以减少正餐进食量。必要时可以萝卜、黄瓜、西红柿等蔬菜代替水果。

适量饮用牛奶有益于健康，但是睡前喝牛奶容易导致热量过剩，对于肥胖性脂肪肝患者不合适。总之，对于解决了温饱的人而言，缺少的不是营养，而是运动；急需的不是补品和药物，而是科学的生活方式。只要做到"少吃、多动，少饮酒、慎用药"，就一定能有效控制脂肪肝。

第9节　阿肝信箱

问：脂质沉积和脂肪肝是一回事吗？

答：脂质沉积症是一组遗传性疾病，是由于脂代谢酶的先天性缺陷而导致脂酸、胆固醇或类脂复合物在肝脏和脾脏等脏器内沉积，包括戈谢病、尼曼-皮克病、酸性酯酶缺乏症、胆固醇酯沉积病、家族性高脂蛋白血症、无脂蛋白血症等。肝脂质沉积症是全身性疾患在肝脏的一种病理过程，过多的脂质主要沉积在单核巨噬细胞而不是肝细胞，并且肝脏内沉积的脂质也不以甘油三酯为主。因此，肝脂质沉积症与我们通常所说的脂肪肝并不是一回事。

问：高脂血症＝脂肪肝吗？

答：不！高脂血症是指血液中脂类含量高于正常值，血脂包括总胆固醇、甘油三酯、高密度脂蛋白、低密度脂蛋白、载脂蛋白、脂蛋白等，其中一项或多项增高均可称为血脂升高。高脂血症可见于多种疾病，包括冠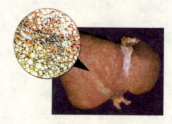心病、糖尿病、肝肾疾病、甲状腺功能亢进、胰腺炎等。脂肪肝是指肝细胞中脂肪含量大量增加。脂肪肝病人可有血脂水平升高，但也有很多脂肪肝患者的血脂并不高。

问：减肥过快对脂肪肝有什么影响？

答：一个人通过控制饮食、增加运动、矫正不良行为等减肥措施，当减少总体重的10%或体重恢复正常后，升高的血清氨基转移酶可降到正常水平，肝内脂肪沉积亦可逐渐消退。

如果短期内体重减轻过快，每月体重下降超过5公斤，即使肝内脂肪沉积可以消退，但却可诱发和加剧肝组织内炎症和纤维化，甚至肝衰竭，肝功能异常亦难以恢复正常。

体重下降太快可诱发肝功能异常

　　另外，快速减肥者，胆石症、痛风等的发病率也会增加，并且初期阶段减肥速度越快，体重反跳的机会越多，维持正常体重也越困难。因此，肥胖者减肥切勿操之过急，物极必反，欲速则不达。

　　问：无症状性脂肪肝也需治疗吗？

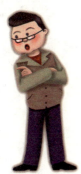

　　答：临床上有许多脂肪肝病人并无明显的自觉症状，常在体检或因其他疾病就诊 B 超检查时发现。部分脂肪肝病人可发展至脂肪性肝炎、甚至早期肝硬化阶段，仍无临床表现。因此，脂肪肝的严重程度并不和它的临床表现轻重一致。

　　另一方面，超重和肥胖者发现脂肪肝常提示为恶性肥胖，而恶性肥胖与糖耐量异常、高脂血症和高血压统称为"死亡四重奏"，因这类病人极易合并致命性心脑血管疾病。因此，应高度重视脂肪肝，及时采取有效措施治疗，阻止脂肪肝进展及冠心病等其他疾病的发生。

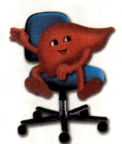

　　问：中药治疗脂肪肝是否安全无毒？

　　答：我们常常听到有人说"西药有毒副反应，中药安全无害"，其实这话是不全面的。尽管很多中草药与化学药品比较，具有药性平和、不良反应较小的优点，但是中草药的使用也并非绝对安全。

俗话说"是药三分毒"，此话虽有些过分，但有些中草药中确实也含有一些毒性强烈的物质。脂肪肝患者对于中草药的使用同样要严格掌握适应证，避免滥用，偏方、验方也应在医生指导下正确使用，彻底纠正"中草药药性平和，无不良反应，不会中毒"的片面看法。

问：瘦人也会得脂肪肝吗？

答：并非所有脂肪肝均由肥胖引起，消瘦者照样也可发生脂肪肝。营养不良、磷中毒、药物性肝损害、甲状腺功能亢进或减退、重症贫血和慢性心肺功能不全等都是消瘦者引起脂肪肝的常见原因。

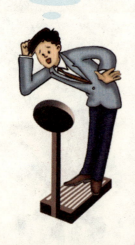

我这么瘦怎么会得脂肪肝？

所以，消瘦者发生脂肪肝更应该警惕，最好到医院做全面检查，以查出潜在的疾病，及早治疗。因长期厌食、节食、偏食、素食、吸收不良综合征以及胃肠旁路手术等原因，既可造成低蛋白血症，缺乏胆碱、氨基酸，也会发生脂肪肝。

第8章　自身免疫性肝炎

第1节　发病原因

自身免疫性肝炎的病因和发病机理尚不清楚。多数专家认为，它可能和人体的抑制性 T 淋巴细胞功能低下，免疫系统对肝细胞失去免疫耐受并攻击它们，因而导致肝脏炎症坏死有关。

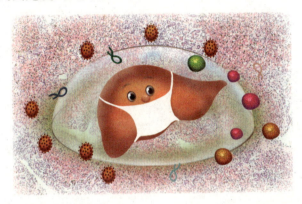

目前，在中国还没有关于自身免疫性肝炎的流行病学调查资料。过去认为自身免疫性肝炎在我国比较少见，但随着对本病认识的提高以及实验室技术的进步，发现我国自身免疫性肝炎患病率比以往明显的增加。

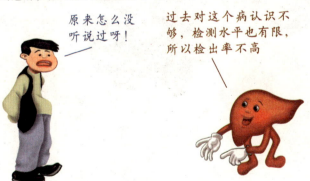

原来怎么没听说过呀！

过去对这个病认识不够，检测水平也有限，所以检出率不高

自身免疫性肝炎并不十分少见

第2节　症状和体征

大多为隐袭性起病，大部分患者临床症状及体征不典型。常见症状包括乏力、恶心、呕吐、上腹部不适或疼痛、关节痛、肌痛、皮疹等，部分患者无明显临床症状及体征，只有在生化检查发现肝功能异常后才被注意。

少数患者表现为急性、亚急性甚至暴发性发作。

有近半数患者伴发其他自身免疫性疾病，其中以自身免疫性甲状腺炎、甲状腺功能亢进以及类风湿性关节炎最常见。

第3节　自身免疫性肝炎的并发症

自身免疫性肝炎是一种慢性进展性肝脏疾病。如未进行有效的治疗，可以逐渐进展为肝硬化，最终导致肝功能丧失代偿能力，出现腹水、消化道出血以及肝性脑病等并发症，直至死亡。

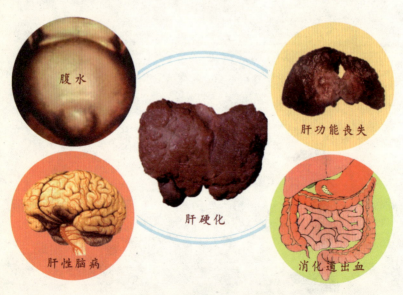

自身免疫性肝炎的并发症

第4节 检查和诊断

1. 诊断要点

> 患者化验检查主要表现为血清氨基转移酶升高，胆红素水平正常或仅有碱性磷酸酶（ALP）轻度升高；高丙种球蛋白血症，免疫球蛋白G（IgG）升高；肝脏穿刺活检提示界面性肝炎。
>
> 有70%～80%的自身免疫性肝炎患者有抗核抗体（ANA）和／或抗平滑肌抗体（SMA）阳性。一部分患者虽常规自身抗体阴性，但综合其他方面仍可诊断为自身免疫性肝炎。

2. 病理学特点

> 病理检查以界面性肝炎为主要特征，在较严重的病例可发现桥接坏死、肝细胞玫瑰花结样改变、结节状再生等组织学改变。随着疾病的进展，肝细胞持续坏死，肝脏出现进行性纤维化，最终可发展为肝硬化。

什么是界面性肝炎？

所谓界面性肝炎是指肝小叶与肝汇管区交界处坏死，也称碎屑坏死，导致交界处界面不齐，汇管区扩大。

3．鉴别诊断

> 对于经常少量饮酒的慢性肝炎患者，由于酒精性肝病与自身免疫性肝炎在实验室检查、组织学表现上有较多相似之处，有时很难区别开来。以下两点可供诊断时鉴别。
>
> ⑴自身免疫性肝炎以血清免疫球蛋白G（IgG）升高为主，而酒精性肝病以血清免疫球蛋白A(IgA)升高为主。
>
> ⑵酒精性肝病患者虽可出现抗核抗体（ANA）、抗平滑肌抗体（SMA）阳性，但一般滴度较低，且很少出现肝肾微粒体抗体（抗LKM1）及p安卡（pANCA）阳性。

国际自身免疫性肝炎研究小组已经制定了自身免疫性肝炎的具体评分系统，治疗前为10～15分的患者为可疑，高于15分的患者可以确诊为自身免疫性肝炎。

第5节　治疗原则

目前常用的治疗方案为糖皮质激素联合或不联合硫唑嘌呤，其有效率超过80%，很大程度上改善了自身免疫性肝炎的预后。

1．联合治疗

一般建议使用联合方案。由于激素剂量小因而其副作用发生几率相对也较小，对于绝经后妇女或患有骨质疏松、高血压、脆性糖尿病、肥胖或精神状况不稳定的患者比较适合。

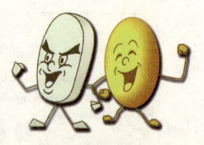

联合用药副作用小

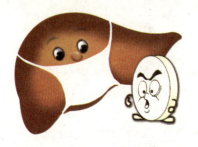

2．激素治疗

对于已经出现细胞减少、硫嘌呤甲基转移酶缺陷、对硫唑嘌呤不耐受或患有肿瘤的患者，则适合单独使用激素治疗。

3．定期监测骨密度

有骨质疏松或进行性骨密度下降的患者，除上述方法外还应加用双膦酸盐。另外凝血功能较差的患者可每日补充维生素K10毫克。对长期治疗的患者应定期监测骨密度，并控制脂肪摄入，监测体重。

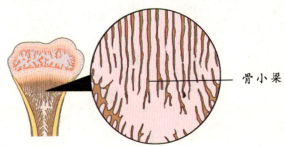

骨小梁

骨密度下降，骨小梁变细、断裂

4．肝移植

对于急性起病、表现为暴发性肝衰竭且经激素治疗无效以及慢性起病、在常规治疗中或治疗后出现肝硬化、肝功能不全表现的患者，应行肝移植手术。

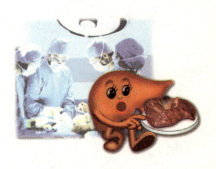

第 6 节　血生化监测

血清 AST 水平升高超过 3 倍以上，常提示组织学表现界面性肝炎改变。一旦实验室检查出现此种情况则充分提示病

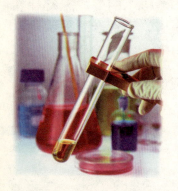

情复发，除非可能合并其他疾病如脂肪性肝炎，否则一般不需要再次进行肝脏活检确认。复发时一般无明显症状仅依靠实验室检查发现。

随着基础及临床研究的深入，人们对自身免疫性肝炎的认识会更进一步的加深，治疗方法也会日趋完善。

学看化验单与康复须知

血生化检查

影像学检查

病毒学检查

病理组织学检查（肝穿刺）

中英文（缩写）名词对照表

常用化验检查正常值

康复须知

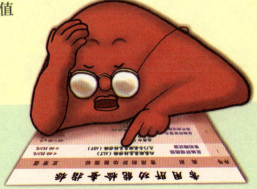

第9章　学看化验单

医生诊断肝炎、判断病情发展趋势、决定治疗方案都离不开验血，有时还需要做一些其他检查，如影像学检查、病毒学检查或肝穿刺活体检查等来帮助作出判断。

第1节　血生化检查

常用肝功能检查项目和正常值

检查目的	检查项目	正常值
反映肝细胞中酶的损害	丙氨酸氨基转移酶（ALT）	＜40 IU/L
	天门冬氨酸氨基转移酶（AST）	＜40 IU/L
反映肝脏蛋白质代谢功能	总蛋白（TP）	60～80 g/L
	白蛋白（A）	35～55 g/L
	球蛋白（G）	20～30 g/L
	白球蛋白比值（A/G）	（1.0～2.0）：1
	前白蛋白（PA）	170～420 mg/L
	胆碱酯酶(ChE)	4300～13200 IU/L
反映胆道系统酶的损害	碱性磷酸酶（ALP）	20～110 IU/L
	γ谷氨酰转肽酶（γ-GT或GGT）	＜50 IU/L
反映肝脏胆红素代谢功能	总胆红素（TBil）	2～20 μmol/L
	直接胆红素（DBil）	0～6.84 μmol/L
其　他	凝血酶原时间（PT）	不超过正常对照的3 秒
	凝血酶原活动度（PTA）	80%～100%

1. 反映肝细胞损害的酶检查

◎丙氨酸氨基转移酶（ALT） ALT最能灵敏地反映急性肝细胞的损伤。这是因为存在于肝细胞浆内的ALT，在肝细胞轻度损伤时即可通过细胞膜漏出，引起血清中ALT的活性升高，在血清中可被检测到。

◎天门冬氨酸氨基转移酶（AST） AST更能反映肝细胞受损伤的程度。这是因为AST主要存在于细胞线粒体中，往往要到线粒体坏死即损伤比较严重的情况下，才会出现在血清中，引起AST明显升高。

【结果说明】 在急、慢性肝病时，丙氨酸氨基转移酶（ALT）和天门冬氨酸氨基转移酶（AST）均可以升高。当ALT＞AST时，提示肝细胞以变性为主，坏死不严重；当AST＞ALT时，通常表明肝细胞以坏死为主，病情严重，也见于酒精性肝病。ALT和AST超过正常值时，除要想到肝病，还要考虑到肝脏以外的其他疾病。这是因为ALT和AST还存在于肾脏、心肌、骨骼肌、胰腺细胞和肌肉细胞等之中。所以，当上述器官组织有病时，这两种转氨酶都可以有不同程度的升高。此外，在剧烈运动、暴饮暴食、饮酒等情况时，也可引起转氨酶一过性轻度升高。

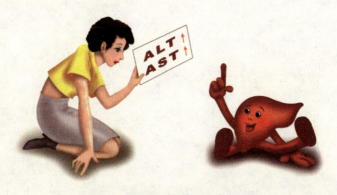

氨基转移酶升高有多种原因

2．反映肝脏蛋白质代谢功能的检查

◎**白蛋白（A）**　白蛋白（A）是人的血液中除细胞成分外含量最多的蛋白质。它只产于肝脏，由肝细胞合成。它是反映肝脏蛋白质代谢的指标，可用来判断肝脏的功能储备和肝病的严重程度。

◎**前白蛋白（PA）**　前白蛋白（PA）因其"寿命"比普通白蛋白更短，因而能更敏感地反映近期肝损害的情况。

◎**球蛋白（G）**　球蛋白（G）也是存在于血液中含量较多的一种蛋白质。慢性肝炎时，病程越长，病情越重，球蛋白就越高。

◎**总蛋白（TP）**　白蛋白（A）和球蛋白（G）的总和称为总蛋白（TP）。

◎**白球蛋白比值（A/G）**　白蛋白（A）和球蛋白（G）维持一定的比值，称为白球蛋白比值（A/G）。正常情况下，A和G在一定范围内波动，TP也保持在一定范围。

【结果说明】A和G两个指标中，真正反映肝脏合成功能状态的是A。慢性肝炎早期肝功能尚好时，仅表现为G的增加，A/G比值可正常或轻度下降。当A尚能保持正常，即便G升高，导致A/G比值降低，也不能认为是肝功能恶化或肝硬化的表现。当A和G两者都降低时，即使A/G比值完全正常，也预示肝病严重。病情发展至晚期或肝硬化时，病人肝功能恶化，合成A的能力下降，A开始减少，G进一步增加，A/G比值进一步下降。这时，总蛋白（TP）可以正常，也可升高。

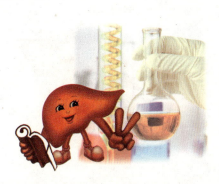

3. 反映胆道系统损害的酶检查

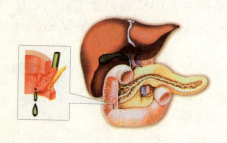

◎**碱性磷酸酶**（ＡＬＰ）
ALP 主要来源于骨细胞、肝脏和肠黏膜。在肝功能试验中是反映胆道系统损害的重要酶指标。当胆管发生梗阻时，ALP 可持续处于高水平状态，因此它对诊断胆汁淤积性肝病有重要意义。

【结果说明】 肝炎患者ALP常可有轻至中度升高，合并黄疸时升高更明显。在出现胆汁淤积或梗阻性黄疸时碱性磷酸酶可升得非常高。

在没有明显黄疸和肝细胞破坏的情况下，如果出现碱性磷酸酶的显著升高，要警惕骨肿瘤或肝胆系肿瘤的可能性；肝硬化病人在动态观察中出现这种情况，要想到合并肝癌的可能。儿童时期由于骨骼生长发育，ALP 可明显升高。

◎**γ谷氨酰转肽酶**（γ-GT或GGT） 血清中的γ-GT 主要来自于肝脏。它可以反映胆管系统损伤的情况。

【结果说明】 在急性肝炎恢复期、慢性肝炎以及肝硬化在悄悄进展时，γ-GT 往往是增高的。在脂肪肝、酒精性肝炎或自身免疫性肝病时可明显升高。γ-GT 很高时，主要考虑胆汁淤积，还应想到癌变的倾向。

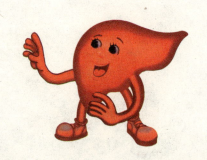

4．反映肝脏胆红素代谢功能的检查

◎**总胆红素**（TBil）　总胆红素(TBil)主要来源于红细胞。正常情况下，TBil 在 2～20μmol/L，当超过 34μmol/L 时，病人就会出现肉眼可见的黄疸，即血清中的胆红素将皮肤、黏膜、白眼珠（巩膜）和尿液染成黄色。

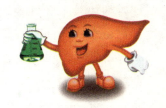

◎**直接胆红素**（DBil）　游离胆红素不溶于水而能溶于脂肪，是非结合型的（又称为间接胆红素），它与白蛋白结合后被运送到肝脏，在肝细胞内经过一系列的反应，与葡萄糖醛酸结合，转化为可溶于水的、呈现直接反应的直接胆红素（DBil）。DBil 正常值在 0～6.84μmol/L 范围。

◎**总胆汁酸**（TBA）　总胆汁酸（TBA）亦可反映胆汁淤积和肝损伤情况。

5．其他反映肝脏损伤的检查

◎**凝血酶原时间**（PT）　血块凝结所需的因子多数是在肝脏合成的。在严重肝病时，凝血因子合成不足，验血就会发现 PT 明显延长。肝病越严重，延长越显著。它是反映肝脏功能储备的最重要指标之一。

【结果说明】　当肝病严重时，由于凝血因子合成不足，病人常常会莫名其妙地出现牙龈出血、鼻出血不止，或大片瘀斑的现象。这都是肝脏功能受损、凝血机制故障惹的祸。医生常常通过监测这一指标来观察病情是否发展到肝功能衰竭的程度。

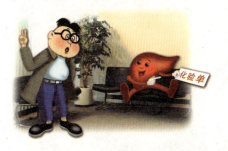

◎**凝血酶原活动度**（PTA） 是表示凝血酶原活性的指标。

◎**甲胎蛋白**（AFP或α-FP） 当肝细胞发生癌变时，AFP生长速度很快，不成熟的幼稚肝细胞可分泌大量的AFP，所以医生常常把它作为诊断肝癌的参考依据之一。并不是所有的AFP升高都是肝癌，同时也确有一部分肝癌病人其AFP始终不高。

【结果说明】 甲胎蛋白（AFP）阳性仅说明有新的肝细胞再生，并不一定就是肝癌。需要注意观察甲胎蛋白升高的幅度、升高持续的时间和动态的变化，并且结合临床表现、B超等影像学检查综合分析，作出判断。

第2节 影像学检查

◎**超声显像**（B超） 是根据声波反射的原理以了解肝脏大小、外形和内部结构的影像学诊断方法。对人体没有伤害，对于确定肝内肿瘤、脓肿、囊肿、脂肪肝，胆道结石或阻塞等很有价值，也可辅助诊断肝硬化。但对诊断急、慢性肝炎的价值不大。

◎**计算机X线断面成像**（CT） 如怀疑肝癌，不能确定时，应做CT检查以明确诊断。

◎**磁共振成像**（MRI） 利用核磁共振原理成像的检查。对鉴别肝占位病变的性质很有帮助。

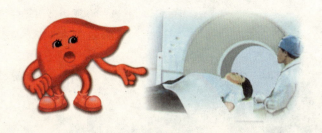

磁共振成像（MRI）检查

第3节　病毒学检查

1. 经消化道传播的甲肝病毒和戊肝病毒

◎**甲肝病毒抗体**（抗-HAV IgM 和抗-HAV IgG）　分为抗-HAV IgM 和抗-HAV IgG 两种，其中抗-HAV IgM 阳性表示甲肝病毒现症感染，是早期诊断甲肝的特异性指标。

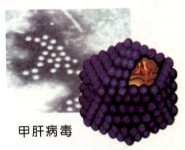

甲肝病毒

甲肝病毒抗-HAV IgG 阳性则代表疾病处于恢复期或是既往曾感染过甲肝病毒，是获得对甲肝病毒免疫力的标志。

◎**戊肝病毒抗体**（抗-HEV IgM 和抗-HEV IgG）　可分为抗-HEV IgM 和抗-HEV IgG 两种，其中抗-HEV IgM 阳性表示戊肝病毒感染早期，但持续时间较短，是早期诊断戊肝的特异性指标。

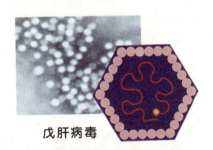

戊肝病毒

戊肝病毒抗体抗-HEV IgG 不同于甲肝病毒抗体抗-HAV IgG，它出现时间较早，但抗体滴度下降较快，在目前抗-HEV IgM 试剂盒尚不完善的情况下，也可作为戊肝实验室诊断指标。

2. 经血液、体液传播的乙肝病毒、丁肝病毒和丙肝病毒

乙肝病毒抗原、抗体的 5 项指标以往称为"两对半"：

一对是表面抗原（HBsAg）和表面抗体（抗-HBs），

一对是 e 抗原（HBeAg）和 e 抗体（抗-HBe），

半对是核心抗体（抗-HBc）。

◎乙肝病毒表面抗原（HBsAg）和表面抗体（抗-HBs）

乙肝病毒表面抗原（HBsAg）就是过去常说的"澳抗"。体内产生的对抗它的物质，就是表面抗体（抗-HBs），产生了抗-HBs意味着机体对乙肝病毒产生了抵抗力。

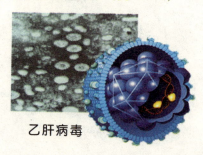

乙肝病毒

【结果说明】

问：乙肝病毒表面抗原（HBsAg）阳性说明什么？

答：表面抗原（HBsAg）是人体感染乙肝病毒以后最先出现的一项血清标志物。如果HBsAg阳性持续超过6个月，就表示为慢性感染。

问：表面抗体（抗-HBs）阳性说明什么？

答：表面抗体（抗-HBs）是人体感染乙肝病毒后产生的主要抗体之一，是能够中和乙肝病毒的保护性抗体。表面抗体的出现，说明曾感染过乙肝病毒并已产生免疫力；如单独抗-HBs阳性，还表明接种过乙肝疫苗有效。

问：表面抗原（HBsAg）和表面抗体（抗-HBs）同时阳性说明什么？

答：在急性肝炎趋向恢复时，表面抗原（HBsAg）逐渐减少。当表面抗原转阴后间隔一段时间，才产生抗-HBs。此时两者亦可有短暂的同时阳性。如果两项持续同时阳性，可能先后感染两种不同型乙肝病毒。

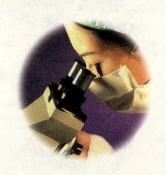

◎乙肝病毒e抗原（HBeAg）和e抗体（抗-HBe）

乙肝病毒e抗原（HBeAg）在人体内产生的相应抗体就是e抗体（抗-ＨＢｅ）。e抗原（HBeAg）是乙肝病毒复制的标志，它可以判定传染性的大小。医生常用来估计乙肝感染的预后。

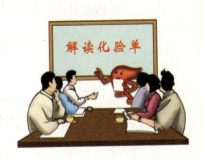

【结果说明】

问：e抗原（HBeAg）阳性说明什么？

答：e抗原（HBeAg）的出现表示体内病毒复制活跃，血中带毒量大，血液传染性强。e抗原持续阳性，提示肝炎慢性化；但应注意如果是阴性，也不能完全表示传染性减弱或消失。

问：e抗体（抗-HBe）阳性说明什么？

答：抗-HBe阳性标志着病毒复制已减少或基本停止，血液中带病毒量减少，传染性也相对减低。但也有一小部分e抗体阳性者，虽然e抗原阴性，但其病毒脱氧核糖核酸（HBV DNA）持续阳性，氨基转移酶升高，说明病毒复制仍然活跃，有传染性。

◎乙肝病毒核心抗体（抗-HBc）　抗-HBc是针对核心抗原（HBcAg）产生的相应抗体。在免疫球蛋白Ｍ、Ｇ、Ａ等多种同型抗体中，免疫球蛋白Ｍ是最先出现的。它是反映乙肝病毒新近感染、持续复制和肝炎活动的又一指标。

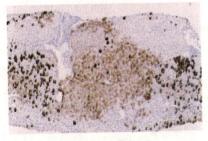

乙肝病毒复制活跃

【结果说明】

问：乙肝病毒核心抗体（抗-HBc）和抗-HBc IgM 阳性说明什么？

答：单独抗-HBc IgG 阳性表示感染过乙肝病毒。

◎**丁肝病毒抗体 IgG 型**（抗-HDV IgM）　抗-HDV IgM 阳性表示近期感染了丁肝病毒，或为急性丁肝。抗-HDV IgM 持续阳性预示急性丁肝病毒感染后向慢性发展，是慢性丁肝血清特异检测的重要特征。

◎**丁肝病毒抗体 IgG 型**（抗-HDV IgG）　抗-HDV IgG 在感染丁肝病毒后 3～8 周可以检测出，此时抗-HDV IgM 可随着病情的恢复而迅速下降或转阴，但抗-HDV IgG 则可持续存在数年。

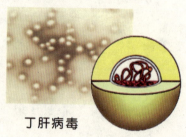

丁肝病毒

【结果说明】　丁肝病毒抗体不是保护性抗体，它的存在并不意味着身体对丁肝病毒已具备了抵抗力，也不表明丁肝已经好转或者恢复。

◎**丙肝病毒抗体**（抗-HCV）　丙肝病毒抗体（抗-HCV）不是中和抗体，它既可以反映丙肝的现症感染，也可能是感染后痊愈。

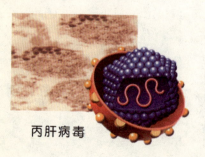

丙肝病毒

【结果说明】　丙肝病毒抗体阳性有三个可能。第一，抗-HCV 阳性，高样本（S）／阈值（CO）比值表示人体在感染丙肝后产生抗体，其中大部分有病毒复制。第二，抗-HCV 阳性，低样本（S）／阈值

(CO) 比值可能是假阳性，对预测丙肝病毒感染意义不大。第三，抗-HCV 阳性也可能是丙肝抗病毒治疗后，取得持续病毒学应答，丙肝病毒核糖核酸 (HCV RNA) 转阴，但经抗病毒治疗抗-HCV 持续存在，即抗-HCV 不会消失。

第4节　病理组织学检查（肝穿刺）

　　肝穿刺活体检查简称肝穿。肝穿活检能最准确地反映病人肝脏的真实状态。它可以观察、鉴定肝组织的炎症、变性、坏死、增生、纤维化及肿瘤等病变，提供鉴别诊断的依据。

肝穿刺安全吗？

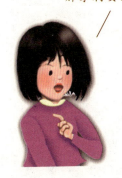

问：做肝穿刺检查有危险吗？

　　答：肝穿刺虽是一种微创性的检查方法，但是很安全。因为术前进行全面体检，术中使用麻醉药，在B超引导下操作，定位准确，穿刺时针在肝内只停留数秒钟，取出的肝组织很少。肝穿刺有利于诊断和治疗，不可因过分恐惧而简单地加以拒绝，以免延误病情。

附1　中英文（缩写）名词对照表

英 文 缩 写	中 文 全 称
HAV	甲型肝炎病毒
抗-HAV IgG	甲肝病毒IgG抗体
抗-HAV IgM	甲肝病毒IgM抗体
HBV	乙型肝炎病毒
AsC	慢性无症状乙肝病毒感染者，或慢性无症状乙肝携带者
HBsAg	乙肝病毒表面抗原

（续）

英 文 缩 写	中 文 全 称
抗-HBs（HBsAb）	乙肝病毒表面抗体
HBeAg	乙肝病毒e抗原
抗-HBe（HBeAb）	乙肝病毒e抗体
抗-HBc（HBcAb）	乙肝病毒核心抗体
HBV DNA	乙肝病毒脱氧核糖核酸
HBV-P	乙肝病毒脱氧核糖核酸多聚酶
HBIG	抗乙肝病毒高价免疫球蛋白
HCV	丙型肝炎病毒
抗-HCV	丙肝病毒抗体
HCV RNA	丙肝病毒核糖核酸
HDV	丁型肝炎病毒
HDAg	丁肝病毒抗原
抗-HDV IgG	丁肝病毒IgG抗体
抗-HDV IgM	丁肝病毒IgM抗体
HDV RNA	丁肝病毒核糖核酸
HEV	戊型肝炎病毒
抗-HEV IgG	戊肝病毒IgG抗体
抗-HEV IgM	戊肝病毒IgM抗体
ALT（旧称GPT）	丙氨酸氨基转移酶
AST（旧称GOT）	天门冬氨酸氨基转移酶
YMDD变异株	酪氨酸－氮氨酸－天门冬氨酸－天门冬氨酸变异株（由拉米夫定治疗产生的耐药株）
cccDNA	共价闭合环状DNA

附2　常用化验检查正常值

缩写符号	项　目	正常参考值
TBil	总胆红素	2～20 μmol/L
DBil	直接胆红素	0～6.84 μmol/L
ALT	丙氨酸氨基转移酶	< 40 IU/L
AST	天门冬氨酸氨基转移酶	< 40 IU/L
γ-GT 或 GGT	γ谷氨酰转肽酶	< 50 IU/L
ALP	碱性磷酸酶	20～110 IU/L
ChE	胆碱酯酶	4300～13200 IU/L
TBA	总胆汁酸	0～10 μmol/L
TP	血清总蛋白	60～80 g/L
A	白蛋白	35～50 g/L
G	球蛋白	20～30 g/L
CHO	胆固醇	< 5.2 mmol/L
TG	甘油三酯	< 1.70 mmol/L
PT	凝血酶原时间	11～14 秒 (或不超过正常对照的 3 秒)
PTA	凝血酶原活动度	80%～100%
INR	凝血酶原时间国际标化率	0.9～1.1
Cr	肌酐	男 53～106 μmol/L 女 44～97 μmol/L
BUN	尿素氮	2.5～6.4 mmol/L
UA	尿酸	男 150～420 μmol/L 女 90～357 μmol/L
GLU	血糖（空腹）	3.6～6.1 mmol/L

（续）

缩写符号	项　目	正常参考值
AFP	甲胎蛋白	< 25 μg/L
IgG	免疫球蛋白 G	6.0~16.0 g/L
IgA	免疫球蛋白 A	0.76~3.9 g/L
IgM	免疫球蛋白 M	0.4~3.45 g/L
C3	补体 3	0.85~1.93 g/L
C4	补体 4	0.12~0.36 g/L
CD	T 淋巴细胞亚群	52.3%~73.9%
CD4	T 淋巴细胞亚群	0.258%~0.416%
CD8	T 淋巴细胞亚群	0.181%~0.296%

第10章 康复须知

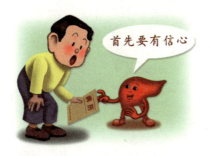

一定要树立战胜肝炎的信心，面对现实，调整心态。

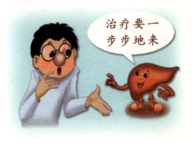

精神愉快，积极配合治疗，切忌滥用药物。

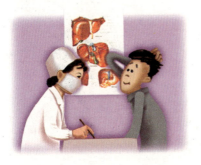

到正规医院诊治，定期复查，按时服药，遇有不良反应或病情变化时，及时看医生。

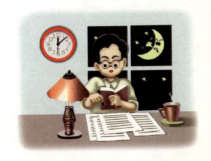

要合理安排工作、学习与休息，避免熬夜，不顾疲劳连续工作对康复不利。

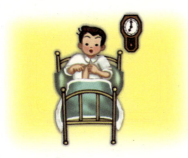

急性期病人必须卧床休息。

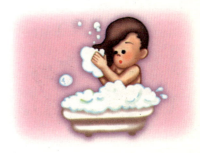

勤剪指甲，勤洗澡。

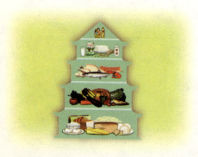

合理饮食，少量多餐，少吃罐头和方便食品。

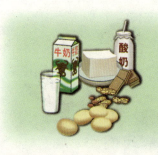

多吃易消化和低脂肪食物，少吃辛辣刺激性食物。

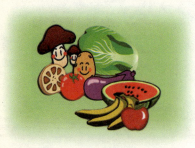

清淡饮食，多吃富含维生素的食品，少吃腌制食品。

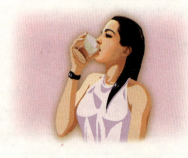

平时多喝水，不吸烟，不喝酒，养成良好的生活习惯。

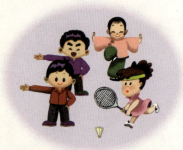

慢性和恢复期病人可以根据自己的体力适当进行散步、打太极拳等运动量较少的体育活动，以不感到疲劳为度，避免剧烈运动。